BASTEI LÜBBE

Von Gerhard Leibold
ist außerdem bei BASTEI-LÜBBE lieferbar:

62 124 Psychopharmaka – Wege aus der Abhängigkeit

Gerhard Leibold

Gesunde Haut – intakte Abwehr

Stärken Sie den natürlichen Schutzmantel Ihres Körpers gegen die Belastungen der Umwelt

BASTEI LÜBBE

BASTEI-LÜBBE-TASCHENBUCH
Band 62 129

Originalausgabe

Printed in Germany, Mai 1991
Einbandgestaltung: Adolf Bachmann
Titelbild: Image Bank (Paolo Curto)
Satz: Kremerdruck GmbH, Lindlar
Druck und Bindung: Ebner Ulm
ISBN 3-404-62129-8

Inhaltsverzeichnis

Vorwort

»Hautpflege betreiben doch nur Leute, die zuviel auf ihr Aussehen achten.« Diese Ansicht hört man auch heute noch, vor allem von Männern, denen die Pflege der Haut als »unmännliche Eitelkeit« erscheint. Das beruht auf der falschen Vorstellung, daß die Haut nur wie eine Art Sack das Körperinnere gegen die Umgebung abgrenzt.

Abgesehen davon, daß gepflegtes Aussehen nichts mit Eitelkeit zu tun hat, sondern das Selbstwertgefühl heben, soziale Kontakte und Erfolge fördern kann, trifft die Vorstellung von der Haut als bloßer Hülle des Körpers keineswegs zu. Als größtes Organ hat sie verschiedene, zum Teil lebenswichtige Funktionen. Dazu gehört nach neuen Erkenntnissen aus USA auch, daß in der Haut die für die Abwehrfunktionen des ganzen Körpers unentbehrlichen T-Lymphozyten reifen. Hautpflege und frühzeitige, konsequente Behandlung von Hautleiden bedeutet also zugleich Anregung und Stärkung des körpereigenen Immunsystems, das unser Überleben in einer feindlichen Umwelt sicherstellt. Nicht das gute äußere Erscheinungsbild steht dabei also im Vordergrund, sondern vornehmlich die Aktivierung der Abwehr- und Selbstheilungskräfte zum Schutz vor Krankheiten oder zu ihrer Ausheilung aus eigener Kraft.

Wieviel Beachtung die Haut gerade heute verdient, wird insbesondere daran deutlich, daß zwölf bis fünfzehn Prozent der Bevölkerung in den Industrienationen bereits an Hautkrankheiten leiden – und das mit steigender Tendenz. Die Ursachen sind teilweise »hausgemacht«, weil die übliche falsche Ernährungsweise und mangelnde Bewegung an der frischen Luft der Haut schadet und das Immunsystem schwächt. Hinzu kommen noch wachsender Streß und zunehmende Belastung durch Umweltgifte, die auch nicht spurlos an der Haut vorübergehen. Die Abwehrschwäche, die dadurch auftreten kann, begünstigt zahlreiche Erkrankungen.

In diesem Buch erfahren Sie, wie die Haut als Abwehr- und Schutzorgan so gepflegt werden kann, daß sie ihre Aufgaben stets gut erfüllt. Wenn Sie zu der wachsenden Zahl von Menschen gehören, die gelegentlich oder chronisch unter Hautkrankheiten leiden, lernen Sie erfolgreiche Naturheilverfahren kennen, die nicht nur Symptome unterdrücken, sondern die Ursachen der Hauterkrankung ganzheitlich ausheilen. Das ist nicht so bequem wie eine Salbe mit Antibiotika oder Cortison, sondern erfordert Ihre aktive Mitarbeit und die Abkehr von manchen falschen Lebens- und Ernährungsgewohnheiten. Auf längere Sicht ist das aber der bessere Weg zur gesunden Haut und jederzeit »schlagkräftigen« Körperabwehr.

Die Haut – nicht nur eine Hülle

Aufbau und Funktionen der Haut

Die so oft vernachlässigte und strapazierte äußere Hülle des Körpers erweist sich bei näherer Betrachtung als selbständiges, aus mehreren Schichten aufgebautes Organ mit verschiedenen Anhangsgebilden, das in ständiger Wechselbeziehung zum übrigen Organismus steht. Aussehen und Gesundheitszustand der Haut spiegeln viele körperliche und seelische Vorgänge wider. Ein erfahrener Therapeut kann oft allein aus dem Zustand der Haut wichtige Rückschlüsse auf Krankheiten ziehen und diese über Reflexzonen der Haut von außen beeinflussen.

Aufbau unseres größten Organs

Die gesamte Hautoberfläche mißt 1,6 bis 2 m^2, abhängig von der Körpergröße und dem Gewicht. Damit ist die Haut das größte Organ des Körpers und macht rund ein Sechstel des gesamten Körpergewichts aus.

Das Hautgewebe

Die Haut setzt sich aus zwei Gewebearten zusammen: Epithelgewebe und Bindegewebe.

Das *Epithelgewebe* bildet die oberste Hautschicht. Außerdem findet man es noch an den Haarbälgen, in den Schweiß-, Duft- und Talgdrüsen. Die Epithelzellen wirken bei der Hornbildung der Oberhaut, Schweiß- und Talgproduktion sowie beim Wachstum der Haare und Nägel mit.

Kennzeichnend für das Epithelgewebe sind die eng beieinanderliegenden Zellen, zwischen denen sich nur wenig Zwischenzell(Interzellular-)substanz befindet. Blut- und Lymphgefäße sind im Epithel nicht vorhanden. Die Zellen können platt, kubisch oder zylindrisch geformt sein. Teilweise bilden sie nur eine Schicht, teils sind sie in mehreren Schichten übereinander angeordnet oder bilden das mehrstufige Epithel, bei dem alle Zellen auf einer bindegewebigen Unterlage sitzen, aber nicht alle die Oberfläche erreichen.

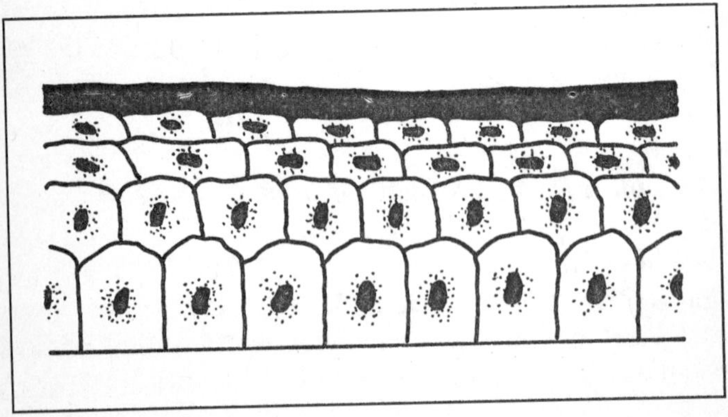

Abb. 1: Epithelgewebe

Das *Bindegewebe* enthält mehr Zwischenzellsubstanz als Zellen. Seine Zellen stehen durch Ausläufer miteinander in Verbindung und bilden ein Netzwerk, in dessen Maschen sich Gewebs- und Körpersäfte befinden. Außerdem verlaufen im Bindegewebe der Haut die Blut- und Lymphgefäße. Die Zwischenzellsubstanz besteht aus Flüssigkeit mit elastischen, kollagenen (leimgebenden) Gitterfasern, die sich zum Teil verzweigen. Als Stützgewebe, das auf Zug, aber nicht auf Druck beanspruchbar ist, kommt das Hautgewebe vorwiegend in der Leder- und Unterhaut vor.

Struktur und Farbe der Haut

Die *Farbe* der Haut wird durch mehrere Faktoren bestimmt. Das rote Blut in den Hautgefäßen schimmert durch die Oberhaut und verleiht ihr normalerweise ein frisches, rosiges Aussehen. Wenn die Haut dick ist, viel Pigment enthält oder zu wenig durchblutet wird, wirkt sie blaß und fahl; das kann auch ein Warnzeichen der Blutarmut (Anämie) sein. Eine bläulichrote Hautfarbe deutet darauf hin, daß der Blutstrom verlangsamt ist und Sauerstoffmangel besteht.
Zum spontanen Erröten oder Erblassen der Haut kommt es durch Erweiterung oder Verengung der Blutgefäße. Diese Veränderungen werden oft durch Scham, Schreck oder ähnliche seelisch-nervöse Zustände hervorgerufen, die über das vegetative Nervensystem die Gefäßweite verändern. Ferner können Hormone (vor allem bei Frauen in den Wechseljahren) und Temperaturreize zu solchen Farbveränderungen führen.
Die Hornschicht spielt für die Hautfarbe normaler-

weise kaum eine Rolle. Wenn sie aber zu stark verdickt ist und auch noch übermäßig Talg produziert wird, erscheint die Haut fahlgelb oder hellgrau.
Entscheidend für die Hautfarbe sind die Pigmentzellen in der Oberhaut, deren Zahl durch Erbanlagen und Rasse bestimmt wird. Die körnerartigen Zellen sind für den Braunton der Haut verantwortlich. Unter Einwirkung von UV-Strahlen, manchmal auch bei hormonellen Störungen, produzieren die Pigmentzellen vermehrt Melanin, und die Haut wird gebräunt. (Melanin bestimmt übrigens auch die Augen- und Haarfarbe.)
Bei der weißen Rasse befinden sich die Pigmentzellen nur im unteren Teil der Oberhaut, bei dunkelhäutigen Rassen auch in den höheren Schichten.
Die *Hautstruktur* hängt vor allem von der feinen Hautfelderung, den Poren, Falten und Furchen ab. Hautfelder werden teils durch den anlagebedingten Verlauf der Fasern in der Lederhaut gebildet, teilweise richten sie sich nach den Bewegungen der Haut. Feine Furchen begrenzen die Felder; sie laufen in kleinen Vertiefungen zusammen, die man als Scheinporen bezeichnet. Die echten Poren werden von den Öffnungen der Haarbälge gebildet und befinden sich auch dort, wo man die feine Flaumbehaarung mit bloßem Auge nicht mehr wahrnimmt.
Falten und Furchen entstehen im Lauf des Lebens, wenn die Haut sich ständig wiederholten Bewegungen anpaßt, zum Beispiel über Gelenken oder als Folge der Mimik im Gesicht. Deshalb nehmen sie mit dem Alter zu. Hautpflege kann die vorzeitige Alterung und Falten, die Fetteinlagerung in der Haut oder die Abmagerung, bei der die Haut zu einem schlaffen, faltigen »Sack« werden kann, beeinflussen.

Der Feuchtigkeitsgehalt der Hornschicht gibt der Haut einen matten, milchigen Schimmer und erzeugt Lichtreflexe, die das Hautrelief mitbestimmen, während die feinen Flaumhaare ihr den seidig-matten Glanz und Konturen verleihen.

Die drei Hautschichten

Im Querschnitt erkennt man an der Haut drei Hauptschichten, die verschieden dick und unterschiedlich aufgebaut sind.
Zuunterst befindet sich die *Unterhaut* (Subcutis). Sie besteht aus Bindegewebe mit traubenartigen Fettzellen und flüssigkeitsgefüllten Hohlräumen. Durch Alterungsprozesse und mangelnde Pflege der Haut geht diese Gewebsflüssigkeit im Lauf des Lebens verloren, die Haut wird dann schlaff und faltig. Die Fettverteilung in der Unterhaut der verschiedenen Körperregionen bestimmt den Körperumfang mit. Das lockere Un-

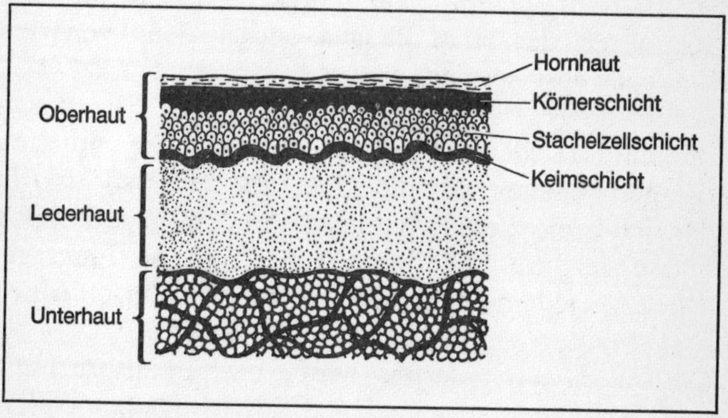

Abb. 2: Haut schematisch

terhautgewebe der Handrücken und die feste Unterhaut der Nasenflügel enthält zum Beispiel kaum Fett, während das feste Gewebe der Hand- und Fußflächen stets Stützfett aufweist. Am meisten Fett wird bei zu kalorienreicher Ernährung vornehmlich in der lockeren Unterhaut des Bauchs und im Subcutisgewebe der Brust, des Rückens und der Oberschenkel gespeichert. Derbe Fasern durchziehen die Unterhaut und fixieren sie auf den straffen Muskelbinden (Faszien), die unter der Haut fast den ganzen Körper bedecken.

Der Unterhaut folgt ohne scharfe Abgrenzung die *Lederhaut* (Corium), die man auch als »lebende« Hautschicht bezeichnet. Sie kann an stärker beanspruchten Hautpartien bis 5 mm dick sein. Vorwiegend besteht sie aus kollagenen Bindegewebsfasern, ferner enthält sie auch elastische Fasern. Diese Fasern verlaufen meist horizontal, sind zu Bündeln zusammengefaßt und miteinander verflochten. In jeder Körperregion folgen die Fasern einer bestimmten Richtung und beeinflussen dadurch die Hautstruktur mit den feinen Hautfeldern, Falten und Furchen. Elastizität und Spannkraft der Haut hängen entscheidend von den Bindegewebsfasern ab.

Zellreiche Fortsätze (Papillen) mit wenig Fasern verzahnen die Lederhaut mit der Oberhaut. Sie enthalten Blutgefäßknäuel, um die Oberhaut zu versorgen, in der sich keine Gefäße befinden. An den Fingerkuppen bilden sie die Papillarleistenmuster, die als Fingerabdruck bei jedem Menschen individuell unterschiedlich sind.

Die *Oberhaut* (Epidermis) wird je nach Beanspruchung der Haut in den verschiedenen Körperregionen 0,5 bis 1,2 mm dick. Sie besteht aus übereinander geschichteten Epithelzellen, die über schmale Brücken aus Zwischenzellsubstanz miteinander in Verbindung stehen. Mikroskopisch erkennt man, daß die Epidermis aus folgenden Schichten besteht:

- Die oberste Hornschicht wird von abgestorbenen, in Hornschuppen umgewandelten Zellen gebildet und ständig abgestoßen.
- Darunter befindet sich die Glanzschicht, ein schmaler Streifen, in dem die Struktur der von unten nach oben wandernden Epithelzellen verlorengeht.
- Die nächste Schicht bezeichnet man als Körnerschicht, weil hier die Zellkerne untergehen und in den Zellen Körnchen als Zeichen der beginnenden Verhornung auftreten.
- Unterhalb der Körnerschicht befindet sich die Stachelzellschicht, die aus mehreren Zellreihen besteht und ein Netz feiner Fasern enthält, das die Oberhaut festigt; die Zellen nehmen hier vieleckige Form an, zwischen ihnen befinden sich kleine, mit Flüssigkeit gefüllte Hohlräume.
- Die unterste Keimschicht bildet durch Teilung ständig neue Zellen, die dann durch die anderen Schichten nach oben zur Hornschicht wandern; ferner befinden sich darin die Pigmentkörnchen, die der Haut Farbe verleihen; mit der Lederhaut ist die Keimschicht durch feine Fasern verbunden und durch die Papillen verzahnt.

Zellen, die in der Keimschicht durch Teilung entstehen, benötigen 30 Tage, bis sie verhornt und von der Hornschicht abgestoßen werden. Neben neuen Zellen produziert die Oberhaut einen Teil des Hautfetts, das die Haut geschmeidig hält und vor Austrocknung schützt.

Anhangsgebilde der Haut

Als Anhangsgebilde bezeichnet man nach innen die Schweiß-, Duft- und Talgdrüsen, nach außen die Haare und Nägel.

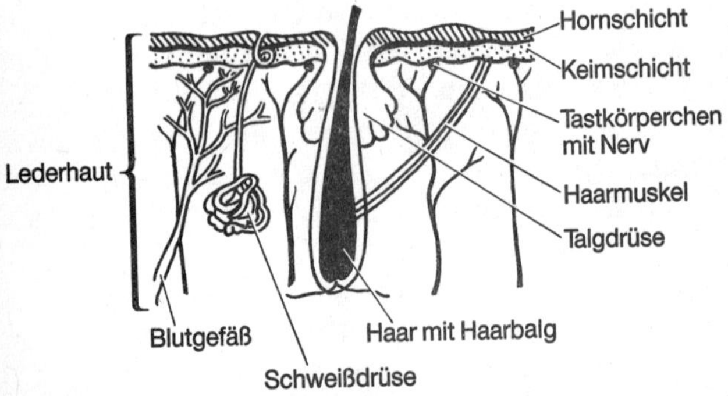

Abb. 3: Haut mit Anhangsgebilden im Querschnitt

Die mikroskopisch kleinen *Schweißdrüsen* befinden sich fast überall in der Haut, auf 1 cm^2 kommen etwa hundert davon. Sie beginnen in der Unterhaut und ziehen in gewundenen Gängen zur Hautoberfläche, wo sie sich mit den Poren nach außen öffnen. Hier tritt der Schweiß aus und reguliert durch unmerkliche Verdunstung (Perspiration) die Körpertemperatur. Zum sichtbaren Schwitzen (Transpiration) kommt es durch hohe Temperaturen, körperliche Arbeit oder seelisch-nervöse Überfunktion der Schweißdrüsen. Während bei der Perspiration in vierundzwanzig Stunden 0,5 bis 1 Liter Flüssigkeit ausgeschieden werden, kann die

Transpiration im Extremfall bis zu 2 Liter pro Stunde betragen.
Schweiß entsteht als Filtrat aus dem Blutwasser. Er besteht vorwiegend aus Wasser, enthält aber auch noch Salze und Stoffwechselschlacken. Bei stärkerem Schwitzen kann es zum bedenklichen Salzverlust kommen.
Duftdrüsen sind größer als einfache Schweißdrüsen und befinden sich überwiegend in den Achselhöhlen, Leistenbeugen, an den Geschlechtsorganen, Brustwarzen und am After. Ihr Sekret enthält nicht nur Wasser, Salze und Schlacken, sondern auch einen Teil des Zellinhalts der Drüsen als Duftstoff, der biologisch der Anlockung des anderen Geschlechts dient. Wir nehmen diesen Duft, der beim Mann dem des Ebers gleicht, aber nicht bewußt, sondern nur unterschwellig wahr. Vermutlich entscheidet das unbewußt mit darüber, ob wir einen Menschen sympathisch oder unsympathisch finden, ihn »riechen« können, wie der Volksmund treffend sagt.
Der unangenehme Schweißgeruch geht nicht von den Duftdrüsen aus. Er entsteht, wenn sich der Schweiß an der Hautoberfläche bakteriell zersetzt. Davor bieten Deos einigen Schutz.
Die *Talgdrüsen,* von denen auf 1 cm^2 Haut zwanzig kommen, befinden sich in der Lederhaut in dem Dreieck, das von der Unterfläche der Oberhaut, einer Haarwurzel und einem Haarbalgmuskel gebildet wird. Zieht der Muskel sich zusammen, wird Talg durch den Haarbalg zur Hautoberfläche gepreßt und schützt sie vor Austrocknung. Der Talg entsteht durch Verfettung der Drüsen, die danach durch neue ersetzt werden. Gesteuert wird die Talgproduktion durch hormonelle und nervöse Einflüsse.

Die unbehaarte Haut der Hand- und Fußflächen bleibt talgfrei. In allen anderen Körperregionen befinden sich sichtbare Haare oder die mit bloßem Auge nicht wahrnehmbaren Flaumhaare und somit auch Talgdrüsen.

Als äußeres Anhangsgebilde befindet sich an jedem Finger- und Zehenendglied ein *Nagel*. Er besteht aus einer stark verdickten Hornschicht, die auf dem Nagelbett ruht und seitlich in den Falz des Nagelwalls eingefügt ist. Die hintere Nagelwurzel steckt in der Nageltasche und ragt daraus mit dem weißlichen Nagelmond heraus. In den unverhornten Zellen der Nagelwurzel findet die Teilung statt, die den Nagel täglich um 0,1 bis 0,4 mm wachsen läßt. Nach fünf bis sechs Monaten kommen die Zellen vollständig verhornt bei den Finger- und Zehenkuppen an. Die Lederhaut des Nagelbetts wird durch Fasern am Knochen des Finger- und Zehenendglieds fixiert.

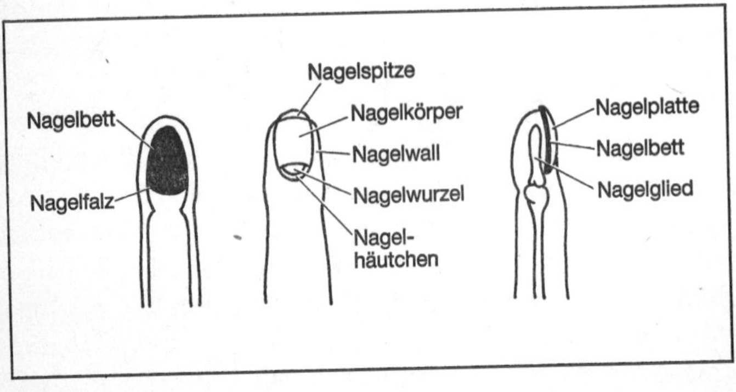

Abb. 4: Der Nagel

Die *Haare* bedecken sichtbar oder als nicht wahrnehmbare Flaumbehaarung den Körper auch da, wo er unbehaart erscheint. Lediglich an den Hand- und Fußflächen gibt es überhaupt keine Haare. Das Haar besteht aus dem äußeren Schaft und steckt mit der Haarwurzel schräg in der Haut. Am unteren Ende der Wurzel befindet sich die Haarzwiebel, deren unverhornte Zellen sich teilen und das Haar nach außen wachsen lassen. Dabei verhornt es nach oben immer mehr; nur starke Haare enthalten im Schaft noch nicht vollständig verhorntes Mark. Auf der verhornten Rinde des Haars sitzen dachziegelartig die Hornplättchen, deren freie Ränder zur Haarspitze weisen. Die Haarwurzel wird in der Oberhaut von der Wurzelscheide, in der Lederhaut vom Haarbalg begrenzt. Papillen der Lederhaut versorgen die »lebende« Haarzwiebel, die bis an die Unterhaut heranreicht, mit Blut.
Die Farbe der Haare bestimmt das darin eingelagerte Melanin. Nachlassende Farbstoffbildung und Luftbläschen in den Haaren lassen sie mit zunehmendem Alter ergrauen. Dazu kann es auch unabhängig vom Alter innerhalb weniger Stunden bis Tage nach einem schweren Schock kommen, ein Vorgang, der noch nicht genau zu erklären ist.
Flaumhaare sind sehr kurz und hell und daher mit bloßem Auge nicht oder nur als zarter Flaum zu erkennen, das hängt davon ab, wie dicht sie stehen. Die dicken Borstenhaare der Wimpern und Augenbrauen werden etwa 1 cm lang und fallen nach 4 bis 5 Monaten aus. Achsel-, Scham- und Barthaare werden wesentlich länger und überdauern mehrere Jahre. Die Kopfhaare wachsen täglich um 1 mm, können über 1 m lang und durchschnittlich 3 bis 5 Jahre alt werden, ehe sie von

allein ausfallen oder beim Kämmen und Bürsten herausgezogen werden.
Die sichtbaren Haare bilden unterschiedliche, für die einzelnen Körperregionen typische Haarströme. Ob sie glatt, gewellt oder gekraust sind, hängt von der Rasse und Veranlagung ab. Ein Teil der sichtbaren Behaarung, die sich bei Frau und Mann unterscheidet, entsteht erst während der Pubertät, wenn Flaumhaare durch die Terminalbehaarung ersetzt werden. Insbesondere die Achsel- und Schamhaare und bei Männern die Barthaare wachsen erst in der Pubertät.

Grundfunktionen der Haut

Als selbständiges Organ erfüllt die Haut verschiedene Aufgaben. Insbesondere dient sie als Ausscheidungs- und Sinnesorgan, wirkt bei der Regulierung der Körpertemperatur mit und schützt vor äußeren Einflüssen. Alle diese Funktionen sind unentbehrlich, um Leben und Gesundheit zu erhalten.

Die »Hautatmung«

Der Gaswechsel, der durch die Haut stattfindet, ist gering und bei der Sauerstoffversorgung des Körpers zu vernachlässigen. Als »Hautatmung« im übertragenen Sinn bezeichnet man vor allem die lebenswichtige Schweißabsonderung. Wenn sie nur für wenige Stunden unterbrochen wird, endet das tödlich.
Schwitzen dient nicht nur der Temperaturregulierung, sondern scheidet auch Schlacken aus. Normalerweise

wird die Haut dadurch nur wenig belastet. Wenn aber die großen Ausscheidungsorgane Darm und Nieren nicht ausreichend funktionieren, muß die Haut versuchen, mehr Schlacken und Gifte aus dem Körper zu entfernen. Das gelingt freilich nur unvollständig und überfordert die Haut derart, daß sie häufig mit Unreinheiten und Entzündungen reagiert. Als Ausscheidungsvorgänge dürfen solche Unreinheiten nach dem Verständnis der Naturheilkunde nicht durch Arzneimittel einfach unterdrückt werden, sonst »verschlackt« der Körper, und die Abwehrkräfte werden geschwächt. Störungen der großen Ausscheidungsorgane kommen heute vor allem als chronische Darmträgheit häufig vor.

Auch bei Funktionsschwäche der Leber, die als »Zentrallabor« des Körpers für die Entgiftung zuständig ist, kann die Haut als Ausscheidungsorgan überfordert werden und mit Unreinheiten und Entzündungen reagieren.

Sinnesfunktionen der Haut

Als Sinnesorgan vermittelt die Haut die »niederen« Temperatur-, Tast- und Schmerzempfindungen. Für die »höheren« Sinneseindrücke sind Augen, Ohren und Nase zuständig.

Zur Wahrnehmung der Temperatur befinden sich auf 1 cm^2 Haut zehn Kältekörperchen und zwei wärmeempfindliche Krausesche Endkolben. Sie nehmen den Temperaturunterschied zwischen Hautoberfläche und Umgebung wahr und sorgen für die entsprechende Regulierung. Nur die Haut enthält solche Temperaturrezeptoren, im Körperinneren ist keine Temperaturempfindung möglich. Deshalb kann es bei tiefenwirksamen Bestrahlungen zunächst unbemerkt zu inneren Verbrennungen kommen, wenn sie unsachgemäß durchgeführt werden.

Der Tastsinn kommt durch Vater-Paccinische Tastkörperchen für gröbere und Meissnersche Tastkörperchen für feinere Tastempfindungen zustande. Auf 1 cm^2 behaarte Haut kommen hundert, auf 1 cm^2 unbehaarte Haut nur fünfundzwanzig dieser Rezeptoren. Die Reizaufnahme erfolgt über Tastpunkte der Hautoberfläche, die besonders dicht auf den Lippen und der Zunge sitzen. Der Tastsinn unterrichtet über die Oberflächenbeschaffenheit von Gegenständen; unter anderem nimmt man damit wahr, ob diese weich oder hart, rund oder eckig, glatt oder rauh sind. Mit Hilfe des Tastsinns können wir uns auch dann über die Umgebung informieren, wenn das Sehvermögen in der Dunkelheit keine Sinneseindrücke mehr vermittelt.

Die Schmerznerven enden ohne besondere Rezeptoren frei im Gewebe. Sie sprechen nicht direkt auf den schmerzerzeugenden Reiz, sondern auf die dadurch hervorgerufenen chemischen Veränderungen im Gewebe an. Deshalb nehmen wir den Schmerz erst mit einer winzigen Verzögerung wahr. Der Schmerzreiz muß eine bestimmte Stärke erreichen, um überhaupt zur Schmerzempfindung zu führen, sonst wäre auch die leichteste Berührung schmerzhaft.

Die Schmerzreize werden über das Nervensystem weitergeleitet und lösen unter anderem das »Wehgefühl« und den Fluchtreflex aus, zum Beispiel das rasche Zurückziehen eines Körperteils, der einen heißen Gegenstand berührt. Der Sympathiskusnerv wird gereizt und beschleunigt den Puls, läßt den Blutdruck schwanken, die Muskeln zittern, den Schweiß ausbrechen und erweitert die Pupillen. Schlimmstenfalls kommt es dadurch zum lebensbedrohlichen Schock, und die Schmerzempfindung kann selbst bei schweren Verletzungen für längere Zeit blockiert werden.

Regulierung der Körpertemperatur

Die biochemischen Lebensfunktionen laufen nur dann richtig ab, wenn die Körpertemperatur auf einem annähernd gleichen Niveau gehalten wird. An der Temperaturregulierung wirkt die Haut in mehrfacher Weise maßgeblich mit. Ihre Wärme- und Kältekörperchen informieren das Gehirn über die Außentemperatur, so daß das Temperaturzentrum sofort auf Veränderungen reagieren kann. Außerdem befinden sich im Gehirn selbst Temperaturfühler, die jede Änderung der Körpertemperatur sofort registrieren, damit das Temperaturzentrum rasch die notwendigen Gegenregulationen veranlaßt.

Wenn die Körpertemperatur abzusinken droht, werden die Blutgefäße der Haut verengt, damit weniger Wärme abgestrahlt wird, und das Blut konzentriert sich dann vorwiegend im Körperinnern. Gleichzeitig wird die Schweißproduktion vermindert, weil die Verdunstungskälte sonst zu unerwünschten Wärmeverlusten führt.

Beim Anstieg der Körpertemperatur werden die Hautgefäße rasch erweitert und können bis zu einem Fünftel der gesamten Blutmenge des Körpers aufnehmen. Dadurch geht mehr Körperwärme nach außen verloren.

Verstärkt wird die Abkühlung durch vermehrte Schweißproduktion; der Schweiß verdunstet auf der Haut und kühlt das Blut ab.
Das Zusammenspiel von Hautgefäßen, Schweißdrüsen, Temperaturzentrum und -rezeptoren ist sehr fein aufeinander abgestimmt und funktioniert ebenso genau wie beispielsweise das elektronische Steuerungssystem einer modernen Heizungsanlage. Die Körpertemperatur wird dadurch auf Zehntelgrade genau gehalten, unabhängig von den Temperaturen in der Umgebung. Allerdings kann die Regulation bei krassen Temperaturunterschieden zwischen Körper und Umwelt auch überfordert werden, und es droht dann die Erfrierung oder Überhitzung.
Bei Fieber stellen die Steuersysteme auf einen höheren Sollwert um, damit die Abwehrfunktionen angeregt werden. Fieber gehört also zu den natürlichen Immunvorgängen und darf nicht massiv unterdrückt werden, weil man sonst die Abwehrkräfte schwächt.

Schutz vor äußeren Einflüssen

Als Schutzhülle des Körpers bewahrt die Haut vor thermischen, mechanischen und Strahlenschäden. Dabei »opfert« sie sich manchmal, um das Körperinnere vor stärkeren Schäden zu schützen.
Thermische Einflüsse durch heiße Gegenstände, Flüssigkeiten, Gase, Dämpfe oder Wärmestrahlung führen zur Verbrennung oder Verbrühung. In den betroffenen Hautpartien erweitern sich die Blutgefäße stark, um die Hitze nach außen abzuleiten. Gelingt das nicht ausreichend, wird die Haut tiefer zerstört oder »brennt«

sogar durch; dann wird auch das Gewebe unter der Haut zerstört.

Mechanische Schädigungen der Haut entstehen durch Druck, Reibung, Schlag, Stoß oder Stich. Auf wiederholte Reibung reagiert die Haut mit Verdickung, und es bildet sich Hornhaut. Sie sorgt dafür, daß die Reibung keine ernsteren Schäden verursacht. Es hilft nichts, diese Hornhaut immer wieder zu entfernen, dadurch nimmt man der Haut nur ihren natürlichen Schutz. Vielmehr ist es notwendig, die Ursachen der Reibung auszuschalten.

Die anderen mechanischen Einflüsse werden von der Leder- und Unterhaut elastisch aufgefangen, damit sie das Körperinnere nicht verletzen. Dabei können Blutgefäße der Haut zerreißen, und ein Bluterguß bildet sich. Wenn die Haut die Gewalteinwirkung nicht ausreichend abfängt, entsteht eine offene Verletzung mit Blutung. In solchen Fällen wirkt die Haut bei der Heilung mit. Ihre Blutgefäße ziehen sich rasch zusammen, damit die Blutung zum Stillstand kommt, und das Gewebe sondert Blutwasser ab, dessen Fibrin erstarrt und die Wunde für sechs bis neun Tage verschließt. Ferner bildet die Haut neues Gewebe, um die Wundränder zu vereinigen. Dabei bleibt eine Narbe zurück, die bei kleineren Wunden bald mit Haut überdeckt wird, bei größeren aber sichtbar bleibt.

Die Haut schirmt radioaktive Strahlung kaum ab, lediglich die Alpha-Strahlung dringt nur wenig ein. Die Haut schützt aber vor den ultravioletten Strahlen der Sonne und vor künstlicher UV-Strahlung aus Solarien und Höhensonnen. Diese Strahlen reizen die Haut zur vermehrten Bildung des Farbstoffs Melanin in den Pigmentzellen der Keimschicht. Es kommt zur Bräu-

nung, die wie ein Filter die unteren Hautschichten schützt. Wenn zu viele UV-Strahlen auf die Haut treffen, verdickt sich die Hornschicht und bietet zusätzlichen Schutz. Er reicht allerdings nicht, um Hautkrebs sicher zu verhindern, der sich bei langjähriger übermäßiger UV-Bestrahlung einstellen kann.
Zum Schutz vor Krankheitserregern, die sich ständig auf der Haut befinden, ist sie mit einem Fett-Säure-Schutzfilm überzogen. Er besteht vorwiegend aus Fett- und Aminosäuren, Cholesterin, wachsartigen Stoffen und Milchsäure, die von den Schweiß- und Talgdrüsen abgesondert werden. Sie schaffen auf der Haut ein saures, bakterien-, pilz- und virenfeindliches Milieu, weil diese Erreger am besten im alkalischen Milieu gedeihen. Nach dem Waschen mit den üblichen alkalischen Seifen wird der Schutzmantel für einige Stunden gestört, und es kommt leichter zu Hautinfektionen.
Schließlich leben auch noch unschädliche Bakterien in Symbiose (= zu gegenseitigem Nutzen) auf der Haut. Diese »Hautflora« hält Krankheitserreger in Schach, vor allem Hautpilze. Sie darf nicht durch übertriebene Reinlichkeit zerstört werden, sonst drohen Hauterkrankungen.

Die Haut als lebenswichtiges Abwehrorgan

Ausscheidung von Schlacken, Regulierung der Körpertemperatur und Schutz vor äußeren Einflüssen, die wir als Grundfunktionen der Haut kennenlernten, gehören im weiteren Sinn auch schon zur Körperabwehr. Darüber hinaus wirkt die Haut aber nach neuen wissenschaftlichen Erkenntnissen, die an der amerikanischen Columbia Universität gewonnen wurden, unmittelbar bei den Immunfunktionen mit und kann wahrscheinlich als eines der wichtigsten Abwehrorgane überhaupt betrachtet werden. Damit gewinnen Hautpflege und Behandlung von Hautleiden eine neue, bisher kaum beachtete Dimension, werden zur Gesundheitsvorsorge schlechthin.

Das Immunsystem – unser »innerer Arzt«

Wir leben in einer feindlichen Umgebung und werden ständig von Krankheitserregern und anderen schädlichen Einflüssen attackiert. Die Menschheit wäre längst ausgestorben, hätte die Natur uns nicht mit Abwehr- und Selbstheilungskräften ausgestattet. Sie sorgen als »innerer Arzt« dafür, daß wir Angriffen widerstehen und aus eigener Kraft wieder gesund werden können. Die Schulmedizin vernachlässigte das Immunsystem lange Zeit. In maßloser Selbstüberschätzung glaubte sie, der Krankheiten allein durch Medikamente und andere Heilmethoden Herr werden zu können. Aber die Erfahrung lehrte, daß auch das beste Heilverfahren allein nicht hilft, wenn die Natur nicht mitspielt. Deshalb widmet man sich seit einiger Zeit wieder intensiver der Erforschung des Immunsystems und der Entwicklung von Therapien, welche die Abwehrkräfte aktivieren. Nicht zuletzt trug auch die Immunschwächekrankheit AIDS dazu bei, die Forschungen in dieser Richtung zu beschleunigen. Zu den interessantesten, zukunftsträchtigsten bisherigen Forschungsergebnissen gehört zweifellos, daß in der Haut die T-Lymphozyten reifen. Um verständlich zu machen, welche Bedeutung dieser Erkenntnis zukommt, soll zunächst kurz das Immunsystem beschrieben werden. Die komplizierten Funktionen müssen allerdings teilweise vereinfacht werden, damit sie allgemein verständlich sind, und viele Fragen bleiben offen, weil man darauf heute noch keine sicheren Antworten kennt.

Aufbau des Immunsystems

Das körpereigene Abwehr- und Selbstheilungssystem läßt sich nicht genau lokalisieren, sondern besteht aus verschiedenen Organen, Körperfunktionen und Wirkstoffen. Hauptsächlich gehören dazu das Knochenmark und das lymphatische System.

Das *Knochenmark* füllt die Markhöhle der Knochen zwischen den Knochenbälkchen. Bei der Geburt ist zunächst nur rotes blutbildendes Knochenmark vorhanden. Im Lauf des Lebens wird es in vielen Knochen durch gelbes Fettmark ersetzt. Nur in einigen Knochen bleibt das rote Mark erhalten, zum Beispiel in den Wirbeln, Rippen und im Brustbein. Aus seinen Stammzellen entwickeln sich die roten und bestimmte weiße Blutkörperchen, ein Teil der Lymphozyten und anderen Zellen für die Abwehr sowie die an der Blutgerinnung beteiligten Blutplättchen.

Das *lymphatische System* besteht aus Lymphgefäßen, Lymphknoten und anderen, ähnlich wie Lymphknoten aufgebauten lymphatischen Geweben. Es beginnt im Bindegewebe mit den Lymphkapillaren, die Gewebsflüssigkeit und Abfallstoffe aufnehmen. Sie vereinigen sich zu immer größeren Lymphgefäßen, die schließlich alle in den linken Milchbrustgang und in den rechten Lymphstamm übergehen. Diese beiden großen Gefäße geben die Lymphe rechts und links hinter den Brustbein-Schlüsselbein-Gelenken in die Venen ab.

Die hellgelbe Lymphe besteht aus dem wäßrigen Plasma und den Lymphkörperchen (vorwiegend Lymphozyten). Sie wird aus Blutwasser gebildet und von den Lymphkapillaren aus den Geweben aufgenommen. In den Lymphknoten, die sich als Filter- und Abwehrorgane in den Lymphbahnen befinden, wird die Lymphe durch ruhende Zellen gereinigt und nimmt Lymphozyten auf, die zur Abwehr ins Blut gelangen. Normalerweise geben die lymphatischen Gewebe täglich 35 Milliarden Lymphozyten ab, bei Erkrankungen erhöht sich diese Zahl bis über 560 Milliarden am Tag. Als primäre (zentrale) lymphatische Organe bezeichnet man die Thymusdrüse und lymphatisches Gewebe, das der Bursa Fabricii der Vögel ähnelt. Hier »lernen« die Zellen aus dem Knochenmark, entweder Antikörper zu bilden oder Träger der zellulären Abwehr zu werden.

Die Thymus-(Brust-)drüse sitzt hinter dem Brustbein und ist nach neueren wissenschaftlichen Erkenntnissen von entscheidender Bedeutung für das Immunsystem. In ihr reifen die Lymphozyten aus dem Knochenmark zu wirksamen Abwehrzellen heran, die man T-(thymusabhängige)Lymphozyten nennt. Nachdem sie die Thymusdrüse verlassen haben, bilden sie in den Lymphknoten und in der Milz die T-Areale, die für die zelluläre Abwehr zuständig sind.

Die Bursa Fabricii fand man bisher nur bei Vögeln. In ihr werden die Lymphozyten zu Vorläufern der antikörperbildenden Abwehrzellen; man nennt sie B-(bursaabhängige)Lymphozyten. Beim Menschen wies man zwar keine Bursa Fabricii nach, nimmt aber an, daß es ähnliche Gewebe (Bursa-Äquivalente) gibt, die vielleicht im Darm oder Blinddarm sitzen. Genau nach-

weisen konnte man sie noch nicht, kennt aber auch beim Menschen die B-Lymphozyten.
Zu den peripheren (sekundären) lymphatischen Organen zählt man die Lymphknoten, Mandeln, Milz und lymphatische Gewebe im Darm.
Die Lymphknoten sind als Filter- und Abwehrorgane über das gesamte Lymphgefäßsystem verteilt. Sie gehören jeweils bestimmten Körperregionen an und reinigen hauptsächlich die Lymphe daraus. Deshalb kann man aus der Anschwellung einzelner Lymphknoten Rückschlüsse auf den Sitz von Erkrankungen ziehen.
Jeder Lymphknoten besteht aus dem Mark und der Rinde und ist von einer bindegewebigen Kapsel umgeben. Die Lymphe wird darin von Schlacken, Krankheitserregern und Zelltrümmern befreit und mit Lymphozyten zur Abwehr angereichert.
Die Mandeln bestehen aus einer Anhäufung von Lymphknötchen in der Schleimhaut. Am bekanntesten sind die Gaumenmandeln. Zusammen mit der Rachenmandel, die am Rachendach zwischen den Eingängen der beiden Ohrtrompeten (Tuben) liegt und in die Tubenmandeln übergeht, und der Zungenmandel am Zungengrund bilden sie den für die Abwehr wichtigen lymphatischen Rachenring. Er wird noch durch einzelne Lymphknötchen am weichen Gaumen und an der hinteren Rachenwand ergänzt.
Der Rachenring wirkt als Abwehrorgan und bildet Lymphozyten. Zwar kann man auch ohne Mandeln leben, aber sie sollten nur dann entfernt werden, wenn sie chronisch erkrankt sind und auch durch Naturheilverfahren nicht mehr gerettet werden können. Die viel zu häufig schon bei Kindern vorgenommene Mandeloperation kann nämlich die Abwehrkräfte schwächen.

Außerdem kommt es nach der chirurgischen Entfernung der Mandeln oft bald zur Entzündung des Blinddarms, den man auch als »Bauchmandel« bezeichnet.
Die Milz, das größte der lymphatischen Organe, liegt im linken Oberbauch hinter der 9. bis 11. Rippe. In ihrem Inneren befindet sich zwischen Bindegewebsbalken das schwammige lymphatische Gewebe mit den Milzknötchen, die den Lymphfollikeln in den Lymphozyten entsprechen. Zu den Abwehrfunktionen der Milz gehört die Phagozytose, bei der Krankheitserreger, entartete Zellen und Zelltrümmer abgebaut werden, die Bildung von Lymphozyten und Antikörpern. Außerdem baut die Milz alte rote Blutkörperchen ab und kann das dabei freigesetzte Eisen speichern, wirkt bei der Blutgerinnung und beim Abbau der Gerinnungsstoffe mit und produziert in den ersten beiden Monaten der Fruchtentwicklung und später bei manchen Krankheiten selbst Blutkörperchen.
Trotz dieser vielfältigen Aufgaben ist die Milz nicht unbedingt zum Leben erforderlich. Ihre Funktionen können von den Lymphknoten, der Leber und dem Knochenmark übernommen werden, wenn das Organ wegen Verletzungen oder Erkrankungen entfernt werden muß. Allerdings bedeutet das möglicherweise doch eine Schwächung des Immunsystems.
In der Schleimhaut des Darms befinden sich Lymphknötchen, die mit zur Abwehr beitragen. Im unteren Teil des Dünndarms und im Dickdarm verdichten sie sich zu den Peyer-Plaques, die für die lokale Abwehr von Darmkrankheiten und auch für die Immunfunktionen allgemein zuständig sind. Besonders reichlich sitzen die Lymphknötchenhaufen im Blinddarm und Wurmfortsatz, die den Mandeln ähneln und deshalb als

»Bauchmandel« bezeichnet werden. Der Blinddarm hängt als blinder Sack unter der Mündung des Dünndarms in den Dickdarm; ihm folgt der Wurmfortsatz. Wenn umgangssprachlich von einer Blinddarmentzündung die Rede ist, meint man damit meist die Entzündung des Wurmfortsatzes.

Neben den Darmlymphknötchen spielt auch noch die Besiedlung des Darms mit nützlichen Bakterien (Darmflora) eine Rolle bei den Immunfunktionen, die allerdings erst teilweise aufgeklärt ist. Tierversuche ergaben, daß bei fehlender Darmflora das lymphatische Gewebe im Körper auf ein Viertel reduziert wird und im Darm selbst die Lymphknötchen und Peyer-Plaques fehlen. Deshalb sterben die Tiere in kurzer Zeit infolge der Abwehrschwäche. Wahrscheinlich ist die Darmflora also maßgeblich an der Bildung lymphatischer Gewebe beteiligt. Ob sich diese Beobachtung auf den Menschen übertragen läßt, steht noch nicht fest. Dafür spricht aber beispielsweise, daß bei Krebskranken fast immer die Darmflora gestört ist; das trägt zu der Abwehrschwäche bei, die verhindert, daß einzelne entartete Zellen durch das Immunsystem sofort vernichtet werden.

Die körpereigenen Abwehrstoffe

Zum Kampf gegen Krankheitserreger und andere schädliche Einflüsse stehen dem Immunsystem verschiedene Abwehrstoffe zur Verfügung. Teils sind sie ständig im Körper vorhanden, teils werden sie erst bei Bedarf gebildet.

Im Vordergrund stehen die Lymphozyten, die größtenteils aus den schon beschriebenen lymphatischen Organen stammen. Man unterscheidet die B- und T-Lymphozyten mit unterschiedlichen Aufgaben.

Die *B-Lymphozyten* werden in lymphatischem Gewebe gebildet, das den Bursa Fabricii der Vögel ähnelt, beim Menschen aber noch nicht genau lokalisiert werden konnte. Sie sind die Vorläufer der folgenden Zellen:

- Gedächtnis-(Memory)zellen entstehen aus B-Lymphozyten nach dem Kontakt mit Erregern und anderen schädlichen Stoffen. Sie speichern darüber alle Informationen, die später zur raschen Produktion von Abwehrstoffen notwendig sind. Im Körper warten die langlebigen Gedächtniszellen, bis es zum erneuten Kontakt mit einem schon bekannten Eindringling kommt. Daraufhin stellen sie die gespeicherten Informationen zur Verfügung, nach denen schnell die maßgeschneiderten Abwehrzellen hergestellt werden können.
- Plasmazellen entwickeln sich aus B-Lymphozyten, sobald diese mit Erregern und anderen schädlichen Stoffen in Kontakt geraten sind. Wenn die Erreger von früheren Kontakten bereits bekannt sind, wirken bei der Plasmazellproduktion auch die Gedächtniszellen mit; außerdem sind die weiter unten beschriebenen T-Helferzellen daran beteiligt. Die Plasmazellen bilden Antikörper gegen schädliche Stoffe; dabei ist jede Zelle spezialisiert, stellt also immer nur einen bestimmten Antikörper gegen einen einzigen Erreger her.

Die *T-Lymphozyten* reifen in der Thymusdrüse und nach den neuen Erkenntnissen der Columbia Universität auch in der Haut heran. Nach ihren Aufgaben unterscheidet man die folgenden Zellarten:

- Helferzellen sind nicht direkt an der Abwehr beteiligt, sondern fördern die Reifung der B-Lymphozyten zu Plasmazellen, die dann Antikörper bilden.

Insbesondere sorgen sie auch dafür, daß die Gedächtniszellen ihre Informationen zur Produktion maßgeschneiderter Antikörper rasch zur Verfügung stellen.

- Killerzellen vernichten ähnlich wie Plasmazellen schädliche Eindringlinge, sind aber nicht auf einzelne Erreger spezialisiert, sondern greifen alle körperfremden Eiweißstoffe (vor allem Krankheitserreger und Krebszellen) an, die mit maßgeschneiderten Antikörpern beladen sind.
- Suppressor-(Unterdrücker)zellen sind notwendig, um die Immunreaktionen in Grenzen zu halten und überschießende Abwehrvorgänge, die selbst zur Erkrankung führen können, zu verhindern. Sie befinden sich ständig in kleinen Mengen im Blut, können aber auch krankhaft zunehmen und die Abwehrkraft dann zu stark schwächen.

Ergänzt werden die B- und T-Lymphozyten durch einige *unspezifische Abwehrstoffe*. Diese sind von Geburt an vorhanden und müssen nicht wie Antikörper erst durch Kontakte mit schädlichen Eindringlingen gebildet werden. Außerdem sind sie nicht spezialisiert, sondern wirken gegen viele Fremdstoffe. Die folgenden unspezifischen Abwehrstoffe sind besonders wichtig:

- Gammaglobuline bestehen hauptsächlich aus Antikörpermolekülen (Immunglobulinen), die der Körper im Lauf des Lebens herstellt; vor der Geburt und während der Stillzeit erhält das Kind die Immunglobuline von der Mutter. Sie sind ständig im Körper vorhanden und werden bei Bedarf auch zur Immuntherapie ernsterer Infektionskrankheiten vor allem bei Kindern medikamentös verabreicht.

- Interferone entstehen in den Zellen und wirken hauptsächlich gegen Viren, außerdem auch gegen einige andere Krankheitserreger. Neuerdings setzt man sie mit unterschiedlichem Erfolg bei Krebs ein, weil sie das Wachstum mancher Krebszellen hemmen. Die Interferonproduktion wird vor allem durch Viren, von Bakterien abgesonderte Gifte und einige synthetische Stoffe angeregt. Man unterscheidet Interferon Typ I mit den Untergruppen Alpha- und Beta-Interferon und Typ II, der als Gamma-Interferon bezeichnet wird.
- Properdin befindet sich im Blutplasma und kreist mit ihm ständig durch den Körper. Der Abwehrstoff ist gegen Bakterien, Viren und bestimmte Blutzellen wirksam. Die Heilpflanze Echinacea (Sonnenhut) kann die Properdinkonzentration und damit die natürliche Widerstandskraft steigern.

Im Gegensatz zu den unspezifischen Abwehrstoffen werden die *Antikörper* erst beim Kontakt der B-Lymphozyten mit Krankheitserregern und anderen Antigenen von den Plasmazellen gebildet. Sie wirken spezifisch nur gegen den einen schädlichen Eindringling, gegen den sie produziert wurden, und passen zu ihm wie der richtige Schlüssel ins Schloß. Wenn ein Antikörper auf das richtige Antigen trifft, lagert er sich an (Antigen-Antikörper-Reaktion), um den Fremdstoff unschädlich zu machen. Allerdings werden die Antigene dadurch nicht immer inaktiviert, sondern können trotz der Antikörperbindung zur Krankheit führen.

Die Antikörper im Blut sind größtenteils an den schon beschriebenen unspezifischen Abwehrstoff Gammaglobulin gebunden und kreisen mit ihm lange Zeit durch den Körper. Bei einer erneuten Infektion sind sie sofort

zur Stelle und verhindern, daß es zu einer neuerlichen Erkrankung kommt. Dieses »Gefeitsein« bezeichnet man als Immunität. Sie kann auch als »stille Feiung« ohne akute Krankheit erworben werden, wenn es beim ersten Antigenkontakt zu keinen Symptomen kam oder wenn eine Schutzimpfung durchgeführt wurde.
Immunität entwickelt sich aber nicht gegen alle Infektionskrankheiten, und sie dauert nicht immer ein Leben lang. So kann man zum Beispiel immer wieder an einer Erkältung erkranken, weil es zahlreiche Erkältungsviren gibt, oder sich wieder eine echte Grippe (Influenza) holen, wenn sich die Grippeviren so geändert haben, daß die Antikörper sie nicht mehr erkennen und abwehren. Im Alter treten manchmal erneut Infektionen auf, die man schon einmal durchgemacht hat, weil der Antikörperschutz nicht mehr ausreicht.
Außer den Antikörpern, die im Blut durch den Körper kreisen, gibt es noch zellständige Antikörper in den Geweben und Organen. Sie reagieren im Prinzip ebenso wie die im Blut mit den schädlichen Eindringlingen. Dabei wird häufig das Gewebshormon Histamin frei, das zu überschießenden Reaktionen und schlimmstenfalls sogar zum lebensbedrohlichen Kreislaufschock führen kann.
Neben den spezifischen Antikörpern kann das Immunsystem zur Abwehr noch Antitoxine und Abwehrfermente einsetzen, um Gefahren vom Körper abzuwenden. Die *Antitoxine* wirken gegen tierische und pflanzliche Gifte (zum Beispiel Insekten-, Schlangen- und Pilzgift) sowie gegen Toxine, die von verschiedenen Krankheitserregern ausgeschieden werden. Sie werden gebunden und neutralisiert. *Abwehrfermente* vernichten körperfremdes Eiweiß und Fremdzellen auf enzy-

matischem Wege. Sie spielen auch für die Krebsabwehr eine Rolle, weil entartete Zellen vom Immunsystem als fremd beurteilt werden.

So funktioniert die Körperabwehr

Das Immunsystem muß auf jede Gefährdung sofort angemessen reagieren, damit es möglichst nicht zur Erkrankung kommt. Deshalb befindet es sich ständig in Alarmbereitschaft, von der wir aber nichts bemerken.
In Gang gesetzt werden die Immunreaktionen durch den antigenen (immunogenen) Reiz, beispielsweise durch Krankheitserreger, Verletzungen, Giftstoffe oder entartete Zellen. Darauf antwortet der Körper mit Abwehrregulierungen, die dem Reiz angemessen sind und seine Ursachen beseitigen sollen. Das kann ebenfalls unbemerkt bleiben, wenn die Gefahr so schnell überwunden wird, daß keine Symptome auftreten. Gelingt das nicht, kommt es zur Erkrankung, die durch die Selbstheilungskräfte geheilt werden soll. Wenn diese zu schwach sind, kann die Krankheit ins chronische Stadium übergehen oder tödlich enden.
Auf antigene Reize reagieren vor allem die humoralen und zellulären Abwehrregulationen wie folgt:

- Die zelluläre Abwehr bildet unter dem Einfluß der T-Lymphozyten vermehrt Abwehrzellen, die schädliche Eindringlinge direkt angreifen. Dabei werden die Lymphokine freigesetzt, die zu entzündlichen Abwehrvorgängen führen. Die Zellabwehr bekämpft vor allem Krankheitserreger und entartete Zellen; unerwünscht sind ihre Reaktionen auf implantierte Organe und überschießende Immunantworten, die zu allergischen Symptomen führen.
- Zur humoralen Abwehr, deren Träger die Körper-

flüssigkeiten sind, werden unter Mitwirkung der B-Lymphozyten die maßgeschneiderten Antikörper und andere Abwehrstoffe gebildet. Sie verteilen sich mit dem Blut und anderen Körperflüssigkeiten überall und reagieren mit den genau zu ihnen passenden Erregern und anderen Antigenen, die durch Bindung inaktiviert werden sollen.

Solche Immunreaktionen müssen aber nicht immer eintreten. Es gibt auch eine angeborene oder im Laufe des Lebens erworbene Immuntoleranz. Dann funktioniert die Abwehr gegen einzelne Antigene nicht mehr.

Beim ersten Kontakt mit einem schädlichen Stoff kommt es zur Primärreaktion. Dabei entstehen zunächst meist Immunglobuline der Klasse M (IgM), die vor allem Bakterien angreifen, und danach Immunglobuline der Klasse G (IgG) zur Abwehr aller Erregerarten. Die IgG gelangen auch durch den Mutterkuchen in den Körper des ungeborenen Kindes und bieten ihm in den ersten Lebensmonaten Schutz vor vielen Infektionen.

Wenn es später wieder zum Kontakt mit einem Antigen kommt, das der Körper bereits kennt, treten als Sekundärreaktion vor allem IgG-Antikörper auf. Ihre Bildung kommt rascher, stärker und für längere Zeit in Gang als bei der Primärreaktion.

Neben den bisher beschriebenen Immunvorgängen wirken noch verschiedene andere Reaktionen der Zellen, des Bluts, der Kreislaufregulation, des Nervensystems und der Hormondrüsen bei der Abwehr mit.

Die allgemeine Zellabwehr bildet keine Abwehrstoffe, sondern sorgt bei Verletzungen und Entzündungen dafür, daß der Gewebsdefekt rasch durch neues Gewebe geschlossen wird. Dazu entsteht zunächst junges

Binde-(Granulations-)gewebe, das später in Narbengewebe umgewandelt wird. Bei chronischen Entzündungen baut das Granulationsgewebe einen Wall um den Herd, der die Ausdehnung in die Umgebung und die Aussaat von Erregern verhindern soll. Aber auch solche abgekapselten Entzündungsherde, die kaum Beschwerden verursachen müssen, können durch Fernwirkung Krankheiten in anderen Körpergebieten hervorrufen oder verschlimmern und schwächen die Abwehr insgesamt.

Das Blut dient nicht nur als Transportmittel für Abwehrstoffe, sondern sorgt auch durch Gerinnung dafür, daß Blutungen rasch zum Stillstand kommen. An der Blutgerinnung wirken die Blutplättchen (Thrombozyten) und verschiedene Gerinnungsfaktoren mit.

Die Kreislaufregulation hilft bei blutenden Verletzungen mit, die Blutverluste in Grenzen zu halten, indem sich die betroffenen Gefäße verengen. Gleichzeitig sorgt sie dafür, daß sich die Blutspeicher (vor allem Haut und Leber) so weit wie nötig entleeren; die Blutreserven sollen wenigstens eine Mindestdurchblutung lebenswichtiger Organe gewährleisten. Bei Entzündungen erweitert die Kreislaufregulation die lokalen Gefäße der betroffenen Körperregion, damit mehr Blut mit Abwehrstoffen zum Entzündungsherd gelangt.

Das vegetative Nervensystem und die Hormondrüsen wirken als die großen Steuer- und Regelsysteme des Körpers bei den Abwehrreaktionen maßgeblich mit und arbeiten dabei eng zusammen. Vor allem das »Notstandshormon« Adrenalin und Cortison, die beide aus den Nebennieren stammen, sind zur Abwehr sehr wichtig. Gemeinsam mit dem vegetativen Nervensystem

passen sie die Körperfunktionen der jeweiligen Situation so an, daß die Abwehrreaktionen möglich werden und schnell wirken. Unter anderem entsteht so das Fieber, das Krankheitserreger direkt schädigt und/oder empfindlicher für die Abwehrstoffe macht.
Über das vegetative Nervensystem beeinflussen auch seelische Faktoren die Abwehrkräfte. Ihre Bedeutung kann heute überhaupt noch nicht richtig eingeschätzt werden. Es scheint aber, daß jede seelische Belastung die Abwehrkräfte schwächt, während positive Gedanken und Gefühle sie derart steigern können, daß selbst scheinbar hoffnungslose Krebskrankheiten noch geheilt werden.

Aufgaben der Haut im Immunsystem

Zum Teil sind die Abwehrfunktionen der Haut schon länger bekannt und werden bei Impfungen auch medizinisch genutzt. Ganz neu ist aber die Erkenntnis der amerikanischen Columbia Universität, daß in der Haut auch die T-Lymphozyten heranreifen. Das macht die Haut zu einem der wichtigsten Abwehrorgane des Körpers.

Abwehr von Krankheitserregern
In unserer natürlichen Umwelt befinden sich zahllose Bakterien, Viren und Pilze, die ständig die Haut attakkieren. Zu ihrer Abwehr dient vor allem der Fett-Säure-Schutzfilm, der die gesamte Hautoberfläche überzieht. Er entsteht durch die Absonderungen der Schweiß- und Talgdrüsen und erzeugt auf der Haut ein saures Milieu. Die Krankheitserreger gedeihen aber

am besten in einem alkalischen (säurefreien) Milieu. Der Schutzmantel der Haut entzieht ihnen also die günstigen Lebensbedingungen und hemmt ihr Wachstum oder tötet sie ab.
Wie wichtig der Säureschutz der Haut zur Abwehr von Erregern ist, erkennt man unter anderem daran, daß in den Schweißrinnen der Achselhöhlen und Leistenbeugen besonders häufig Entzündungen auftreten. Hier kann sich der Fett-Säure-Schutzfilm wegen der Schweißabsonderung nicht ausreichend bilden, deshalb sind diese Hautpartien besonders gefährdet.
Auch durch die Reinigung der Haut mit den üblichen alkalischen Seifen wird das saure Milieu stundenlang empfindlich gestört und muß erst wieder aufgebaut werden. In dieser Zeit können die Krankheitserreger leichter zu Hautkrankheiten führen. Deshalb sollte man zumindest bei empfindlicher Haut andere Reinigungsmittel verwenden, die den Säureschutz beim Waschen gleich wieder herstellen.
Auch die nützlichen Bakterien der Hautflora sind an der Abwehr von Krankheitserregern beteiligt. Sie halten vor allem Pilze auf der Haut in Schach. Durch Desinfektionsmittel und Antibiotika werden sie zerstört und es drohen dann Hautinfektionen.

Bildung von Antikörpern und Antitoxinen

Durch bestimmte Reize kann die Haut angeregt werden, Abwehrstoffe zu bilden, die den gesamten Organismus schützen. Das nützt man schon lange bei den Schutzimpfungen. Dazu werden abgetötete oder auf andere Weise unschädlich gemachte Erreger in die Haut gebracht. Sie reagiert darauf mit der Produktion maßgeschneiderter Antikörper, ohne daß es zu einer echten Infektion oder gar einer akuten Erkrankung kommt.

In gleicher Weise kann die Haut durch Impfung angeregt werden, Antitoxine gegen pflanzliche oder tierische Gifte oder gegen die Toxine von Krankheitserregern zu bilden.

Während die Impfungen die Produktion spezifischer Abwehrstoffe aktivieren, um eine Immunität ohne akute Krankheit zu erreichen, führt die unspezifische Hautreiztherapie zur allgemeinen Anregung der körpereigenen Abwehr- und Selbstheilungskräfte, die man als Umstimmung bezeichnet. Dabei werden in der Haut Reizstoffe gebildet, die das Immunsystem aktivieren. Die Wirkung läßt sich unter anderem am Anstieg der Lymphozyten nachweisen.

Zur abwehrsteigernden Hautreiztherapie sind vor allem die folgenden Maßnahmen angezeigt:

- Hautreizende Pflaster, Salben und Öle (Pustulantien), die zur deutlichen Rötung oder vorübergehenden künstlichen Eiterung der Haut führen, aktivieren das Immunsystem und fördern den Abtransport von Krankheitsstoffen aus den Geweben. Sie sind vor allem bei chronisch-entzündlichen Krankheiten angezeigt, weil die in der Haut gebildeten Reizstoffe die Selbstheilungsregulationen wieder in Gang bringen. Gebräuchliche Pustulantien sind zum Beispiel Spanische Pflaster mit dem Reizstoff Kantharidin aus spanischen Fliegen und das von Pfarrer *Kneipp* zusammengestellte Malefizöl.
- Baunscheidtismus, ein im 19. Jahrhundert von dem Bonner Laientherapeuten *Baunscheidt* entwickeltes Heilverfahren, das man auch als »Akupunktur des Westens« bezeichnet. Dabei wird die Haut ober-

flächlich durch feine Nadeln angeritzt und dann das hautreizende Baunscheidtöl eingerieben, das vorübergehend zu kleinen Eiterbläschen führt. Auch diese Behandlung aktiviert kräftig die Selbstheilungs- und Abwehrkräfte des Körpers durch Reizstoffe, die in der Haut entstehen.
- Unblutiges (trockenes) Schröpfen mit Schröpfköpfen aus Glas, die auf die Haut gesetzt und luftleer gepumpt werden. Das Vakuum saugt die Haut in die Glasglocke, und es bilden sich in dieser Hautpartie umstimmende Reizstoffe.

Der Therapeut kann zur Hautreizung auch noch verschiedene Wasseranwendungen, Massagen und Injektionen in die Haut vornehmen. Sie wirken ähnlich wie die obigen Maßnahmen, zum Teil aber milder.
Die Hautreiztherapie zur allgemeinen Umstimmung wird von der Schulmedizin nur bedingt anerkannt. Dabei führt sie gerade bei chronischen Krankheiten, die vorher auf alle anderen Heilverfahren nicht mehr zufriedenstellend ansprachen, oft noch zu überzeugenden Therapieergebnissen. In der biologischen Medizin steht die unspezifische Umstimmung durch Hautreizung dagegen in hohem Ansehen.

Reifungsstätte für T-Lymphozyten
Die Abwehr von Krankheitserregern und die Bildung von Abwehrstoffen kennt man schon lange als Immunfunktionen der Haut. Das allein wäre schon Grund genug, um der Haut mehr Beachtung zu schenken, indem man sie sorgfältig pflegt. Noch viel wichtiger für das Immunsystem wird die Haut aber, weil die T-Lymphozyten zum Teil in ihr heranreifen. Damit wird die Haut

zu einem unserer wichtigsten Abwehrorgane überhaupt, an Bedeutung durchaus der Thymusdrüse ebenbürtig.

Lange Zeit wußte man von der Thymusdrüse fast nichts. Im Altertum galt sie als Sitz des Gemüts, in neuerer Zeit ging man dann davon aus, daß sie bis zur Pubertät mit für das Wachstum und den Knochenstoffwechsel zuständig ist. Ab der Pubertät bildet sie sich größtenteils zurück und wird in einen Fettkörper umgewandelt. Die Vorstellung, daß die Drüse von zentraler Bedeutung für das Immunsystem ist, war lange Zeit umstritten und wird erst in letzter Zeit allgemein akzeptiert. Allerdings nahm man irrtümlich an, daß die zur Abwehr unentbehrlichen T-Lymphozyten nur in der Thymusdrüse heranreifen können und danach in die T-Areale der Lymphknoten und Milz wandern, um folgende Abwehraufgaben zu erfüllen:

- Als Helferzellen sorgen sie dafür, daß die Gedächtniszellen des Immunsystems, die aus den B-Lymphozyten entstehen, sofort ihre Informationen zur Verfügung stellen, nach denen Plasmazellen zur Produktion spezifischer Antikörper gegen bereits bekannte Erreger und andere Antigene gebildet werden.
- Als Killerzellen greifen sie Krankheitserreger und andere körperfremde Eiweiße an, um sie zu vernichten, ehe sie zu einer Erkrankung führen können.
- Als Suppressorzellen regulieren sie die Immunfunktionen und verhindern überschießende Reaktionen auf antigene Reize, die selbst zur Krankheitsursache werden können.

Nach den neuen Erkenntnissen, die der amerikanische

Wissenschaftler *Dr. Richard L. Edelson* und seine Mitarbeiter von der Columbia Universität bei ihren Forschungen gewannen, stimmt es nicht, daß T-Lymphozyten nur in der Thymusdrüse heranreifen. Ein großer Teil dieser Immunzellen wird offenbar in der Haut auf die späteren Abwehraufgaben vorbereitet. In diesem Zusammenhang entdeckten die Forscher der Columbia Universität auch noch, daß die Haut in mancher Hinsicht stark der Thymusdrüse ähnelt. Vielleicht übernimmt sie nach der Rückbildung der Drüse den größten Teil ihrer Aufgaben im Immunsystem.
Die Konsequenzen aus dieser Entdeckung für die Medizin der Zukunft – insbesondere für die regelmäßige Gesundheitsvorsorge – lassen sich heute überhaupt noch nicht übersehen. Sicherlich muß man von nun an die Haut viel mehr mit in die Therapie der verschiedensten Krankheiten einbeziehen, um die Abwehr- und Selbstheilungskräfte allgemein zu aktivieren. Dabei darf man auch nicht übersehen, daß heute sowohl die Hautleiden als auch die Abwehrschwächen zunehmen. Diese beiden Phänomene unserer Zeit könnten nach dem neuen Wissen von der Haut als Abwehrorgan dergestalt miteinander in ursächlicher Beziehung stehen, daß Hautleiden das Immunsystem schwächen.
In diesem Buch werden wir zunächst zeigen, wie man die Haut richtig pflegt, um dadurch die Abwehrkräfte zu steigern. Danach werden die häufigsten Hautkrankheiten dargestellt, deren Ganzheitstherapie nicht nur die Gesundheit der Haut wieder herstellt, sondern gleichzeitig die Immunfunktionen allgemein fördert.

Störungen der Abwehr durch kranke Haut?

Die Frage, ob mangelnde Pflege und Erkrankungen der Haut die Immunfunktionen nachhaltig schwächen, läßt sich heute noch nicht endgültig beantworten. Die Erkenntnis, daß die Haut als Reifungsstätte für die T-Lymphozyten dient, ist noch zu neu, als daß man schon alle Konsequenzen beurteilen könnte. Wenn man aber bedenkt, wie wichtig die T-Lymphozyten für die Abwehr sind, erscheint die Annahme berechtigt, daß gestörte Hautfunktionen das Immunsystem schwächen oder überschießende Abwehrreaktionen provozieren können.
Es wird wohl noch geraume Zeit dauern, ehe man dazu eindeutig Stellung nehmen kann. Darauf muß man aber nicht warten. Es schadet ja nichts, wenn man die Haut ab sofort sorgfältiger pflegt und Hautkrankheiten ganzheitlich behandelt, nicht nur die Symptome medikamentös unterdrückt.

Warnzeichen und Folgen der Immunschwäche

In der Praxis begegnet man heute immer mehr Menschen, die sich zwar nicht richtig krank, aber auch nicht gesund fühlen. Sie leiden oft unter chronischer, unterschiedlich ausgeprägter Schwäche der körpereigenen Abwehr- und Selbstheilungskräfte.
Die Zunahme der Immunschwäche steht in engem Zusammenhang mit der heute üblichen Lebensweise. Falsche Ernährung, zu wenig Bewegung an der frischen Luft und Mißbrauch von Genußmitteln gehören zu den häufigsten Ursachen der Abwehrschwäche. Hinzu kommen Streß, Hektik und Reizüberflutung des Alltags, die das Immunsystem ebenfalls schwächen.

Schließlich dürfen die chemischen Zusätze in vielen Nahrungsmitteln und die allgegenwärtigen Umweltschadstoffe, die wir mit der Luft und Nahrung aufnehmen, als Verursacher der Abwehrschwäche nicht vergessen werden.

Alle diese Faktoren, denen wir heute alle mehr oder minder stark ausgesetzt sind, gehen auch an der Haut nicht spurlos vorüber. Ihre Funktionsfähigkeit wird gestört, und es können langwierige Hautkrankheiten auftreten, angefangen bei ständigen Unreinheiten und Entzündungen bis hin zum Hautkrebs. Diese Hautleiden tragen vermutlich mit zur Schwächung der allgemeinen Abwehr bei.
Die Immunschwäche ruft unklare Warnzeichen hervor, die den eingangs beschriebenen Zustand zwischen gesund und krank erklären. Da man darunter meist nicht stärker leidet, werden sie oft vernachlässigt, bis die Abwehrkraft so stark vermindert ist, daß ernste Krankheiten auftreten können. Zu den typischen Warnzeichen der Abwehrschwäche gehören:

- Neigung zu häufigen Erkältungen und anderen, normalerweise banalen Infektionskrankheiten, die aber besonders schwer verlaufen und länger als üblich dauern.
- Hartnäckige Ausschläge, Entzündungen und Eiterungen der Haut, die das Immunsystem vermutlich zusätzlich schwächen, weil dadurch die Reifung der T-Lymphozyten in der Haut behindert werden kann.
- Häufige oder chronische Kopfschmerzen und andere Schmerzzustände, die oft mit dem Wetter in Beziehung stehen; auch andere Symptome der Wetterfühligkeit, zum Beispiel Herz-Kreislauf-Be-

schwerden, Gereiztheit und Schlafstörungen, können als Warnzeichen der Immunschwäche auftreten.

- Seelisch-nervöse Beschwerden ohne erkennbaren anderen Anlaß, vor allem Nervosität, Unruhe, Schlafstörungen, Abgespanntheit und Leistungsschwäche trotz ausreichender Erholung, zum Teil auch depressive Verstimmungen.

Natürlich können alle diese Symptome auch bei anderen körperlichen oder psychischen Störungen entstehen. Das erkennt man erst bei einer gründlichen Untersuchung, die auch bei leichten Beschwerden nicht unnötig verzögert werden darf. Eine gezielte Behandlung ist erst möglich, wenn der genaue Befund vorliegt. (Zur vorläufigen Selbstdiagnose verweisen wir auf den Test »Ist mein Immunsystem intakt?« am Ende dieses Kapitels.)

Wenn die ersten Warnzeichen der Immunschwäche, die noch keine Krankheit im eigentlichen Sinn darstellen, nicht beachtet werden, drohen als Folgen zahlreiche Erkrankungen. Es gibt kaum eine Krankheit, bei der die Abwehrkraft nicht geschwächt ist, denn bei intaktem Immunsystem wird man normalerweise überhaupt nicht krank. Deshalb erübrigt es sich, hier einzelne Erkrankungen aufzuführen. Die möglichen Folgen der Immunschwäche beginnen bei A für Akne und gehen bis Z für Zuckerstoffwechselstörungen. Besonders hervorzuheben sind die zahlreichen Infektions- und Krebskrankheiten, die durch Abwehrschwäche begünstigt werden, aber auch seelisch-nervöse Beschwerden und Hirnfunktionsstörungen können dadurch ausgelöst werden.

Allergien durch überschießende Abwehrreaktionen

In den letzten Jahren nahmen die allergischen Krankheiten stark zu. Man schätzt, daß mittlerweile schon jeder vierte, vielleicht sogar jeder dritte Bundesbürger an einer Allergie leidet – und die Zahl der Erkrankungen nimmt zu. Vielleicht sind wir in absehbarer Zeit fast alle Allergiker?

Die Ursachen für die Zunahme der Allergien kennt man noch nicht genau. Vermutlich lassen sie sich auf ähnliche zivilisatorische Einflüsse wie die Immunschwäche zurückführen. Seelische Faktoren scheinen eine besonders gewichtige Rolle zu spielen. Man kann regelrecht »lernen«, allergisch zu reagieren, wie das folgende Beispiel aus meiner Praxis veranschaulicht.

»Es begann in der Pubertät«, berichtete mir Hanna J. bei der ersten Konsultation. »Da konnte ich im Frühjahr, wenn die Pollen flogen, kaum noch aus dem Haus, weil meine Nase lief und die Augen brannten und tränten. Auch nach einer mehrjährigen Desensibilisierung mußte ich immer noch Arzneimittel einnehmen. Eines Tages geschah dann etwas Merkwürdiges: Mitten im Winter, als sich bestimmt keine Pollen in der Luft befanden, hatte ich plötzlich einen typischen Niesanfall, und die Augen tränten sofort. Ich fand keine Erklärung dafür, bis mir einfiel, daß ich unmittelbar davor in einer Illustrierten das Bild einer blühenden Wiese gesehen hatte. Ich konnte es nicht glauben, aber als es mir wieder besser ging, machte ich mit der Abbildung nochmals einen Versuch – und es kam zur gleichen Reaktion. Mein Arzt wollte mir das nicht glauben und schaute mich ganz mitleidig an, als ob ich spinne. Aber ich bin doch nicht hysterisch und bildete mir das nicht nur ein.«

Auch wenn ihr Arzt es offenbar nicht wußte, es gibt tatsächlich Menschen (und nicht einmal wenige), die im Verlauf einer Allergie durch Lernprozesse regelrecht darauf vorprogrammiert werden, schon auf den bloßen Anblick einer allergieauslösenden Situation heftig zu reagieren. Die Symptome sind dann ebenso stark, wie wenn sie tatsächlich mit Allergenen in Kontakt geraten wären. Das erklärt sich eindeutig aus dem Einfluß, den seelische Faktoren (die negative Erwartung einer allergischen Reaktion) auf das Immunsystem nehmen.
Den Allergien liegt ein normaler Abwehrvorgang zugrunde, die Antigen-Antikörper-Reaktion. Beim Allergiker werden aber keine Krankheitserreger oder andere Antigene abgewehrt, sondern Allergene (zum Beispiel Blütenpollen, Hausstaub, Hausstaubmilbe, Tierhaare und -federn, Milch, Mehl, Hefe und viele andere Nahrungsmittel), die Nichtallergiker ohne Reaktion vertragen. Beim ersten Kontakt mit ihnen tritt meist noch keine Reaktion ein, aber das Immunsystem wird dabei sensibilisiert (überempfindlich). Der nächste Kontakt führt deshalb zur massenhaften Ausschüttung spezifischer Antikörper gegen die Allergene. Bei dieser Allergen-Antikörper-Reaktion geben die Zellen körpereigene Reizstoffe (vor allem das Gewebshormon Histamin) ab, die dann zu den allergischen Symptomen führen.
Es gibt fast nichts, worauf man nicht allergisch reagieren könnte – sogar gegen Sonnenlicht. Je nachdem, wo die Allergene eindringen, kommt es zu Symptomen an der Haut, den Verdauungsorganen oder Atemwegen. Außerdem kennen wir noch unklare allergische Reaktionen des Gehirns, die vor allem zu geistiger Leistungsschwäche, Depressionen und sogar zu psychoseartigen Veränderungen führen. Häufigste allergische

Krankheiten sind Heuschnupfen, Bronchialasthma, Ausschläge, Ekzeme und Durchfälle. Die Diagnose einer Allergie fällt oft schwer, weil die Symptome nicht unmittelbar nach dem Allergenkontakt auftreten müssen, sondern zum Teil erst viele Stunden oder einige Tage später.

Die überschießenden allergischen Reaktionen scheinen auf den ersten Blick auf ein besonders schlagkräftiges Immunsystem hinzuweisen, aber das trifft nicht zu. Vielmehr steht auch dahinter eine Schwächung der Abwehrkraft durch ständige Überforderung. Sie wirkt sich nicht durch verringerte, sondern durch unangemessen starke Immunreaktionen aus, die selbst zur Ursache von Gesundheitsstörungen werden. Vermutlich sind es vor allem die zahllosen Schadstoffe in der Luft und Nahrung, die das durch falsche Ernährungs- und Lebensweise ohnehin schon geschwächte Abwehrsystem derart überfordern, daß es in einer Art reizbarer Schwäche übermäßig auf natürliche Reize reagiert.

Selbstdiagnose: Ist mein Immunsystem intakt?

Der folgende Test erfaßt einige Verhaltensweisen, die das Abwehrsystem schwächen, und verschiedene unklare Warnzeichen der Immunschwäche. Wählen Sie bei jeder Feststellung die Antwort aus, die am meisten für Sie zutrifft, und notieren Sie dann die dazu angegebenen Punkte. Am Schluß zählen Sie alle Punkte zusammen, dann können Sie in der Beurteilung nachlesen, wie gut Ihr Immunsystem arbeitet. Eine gründliche fachmännische Untersuchung kann dieser Test nicht ersetzen, er dient nur zur ersten Orientierung.

Wenn sich dabei herausstellt, daß Ihre Abwehrkräfte wahrscheinlich geschwächt sind, sollten Sie bald Ihren Therapeuten aufsuchen.

(1)	Ohne erkennbaren Grund fühle ich mich müde, abgespannt, nervös, gereizt, und/oder deprimiert	nein 0 zuweilen 1 oft/dauernd 3
(2)	Ich leide unter Kopfschmerzen und/oder rheumaartigen Schmerzen.	nein 0 zuweilen 1 oft/dauernd 3
(3)	Ich bin wetterfühlig und reagiere auf Wetteränderungen mit Unruhe, Schlafstörungen, Stimmungsschwankungen, Herz-Kreislauf-Beschwerden und ähnliche Beschwerden.	nein 0 zuweilen 1 oft/dauernd 3
(4)	Ich neige zu Blähungen, Störungen des Stuhlgangs und/oder Heißhungeranfällen (vor allem nach Süßigkeiten).	nein 0 zuweilen 1 oft/dauernd 3
(5)	Jedes Jahr leide ich mindestens zweimal an einer Erkältung, die oft ungewöhnlich schwer und/oder langwierig verläuft.	nein 0 ja 5
(6)	Meine Haut neigt zu Ausschlägen, Entzündungen und Eiterungen.	nein 0 zuweilen 1 oft/dauernd 3
(7)	Ich leide an allergischen Krankheiten.	nein 0 ja 5
(8)	Schon als Kind war ich oft krank (vor allem Erkältungen, Mandelentzündungen, andere Infektionen, Allergien).	nein 0 ja 4

(9)	In meiner Familie kommen chronische Erkrankungen und/oder Allergien vor.	nein 0 ja 3
(10)	Ich stehe beruflich und/oder privat unter höherem Streß, fühle mich unzufrieden, zu wenig anerkannt, überlastet oder unterfordert.	nein 0 zuweilen 1 oft/dauernd 3
(11)	Meine Ehe/Partnerschaft ist gut, und ich pflege befriedigende Kontakte zu Freunden und Bekannten.	nein 4 teilweise 2 ja 0
(12)	Ich ernähre mich abwechslungsreich und vollwertig mit viel Rohkost, Gemüse und Vollkornprodukten.	nein 5 teilweise 3 ja 0
(13)	Ich rauche nicht oder nicht mehr als fünf Zigaretten am Tag, trinke wenig oder keinen Alkohol und verwende kaum Süßigkeiten und andere Genußmittel.	nein 4 teilweise 2 ja 0
(14)	Nach Möglichkeit bewege ich mich jeden Tag an der frischen Luft und treibe Sport und Gymnastik.	nein 5 zuweilen 3 häufiger 1 regelmäßig 0

Beurteilung

Wenn Sie alle Fragen beantwortet haben, addieren Sie jetzt die Punkte, die bei den einzelnen Antworten angegeben sind. Das Ergebnis beträgt im Idealfall 0 Punkte, im ungünstigsten Fall 53 Punkte. Die Punktzahlen werden wie folgt bewertet:

0–3 Punkte
Ihr Immunsystem arbeitet optimal und bewahrt Sie vor nahezu allen Krankheiten.

4–10 Punkte
Ihre Abwehrkräfte sind gut, bieten aber noch nicht den bestmöglichen Schutz vor Erkrankungen. Am besten überprüfen Sie einmal Ihre Lebens- und Ernährungsgewohnheiten und stellen leichtere Fehler, die wahrscheinlich bestehen, konsequent ab.

11–20 Punkte
Bei Ihnen besteht zwar noch keine ernstere Immunschwäche, aber die Abwehrfunktionen sind doch schon mehr als nur geringfügig beeinträchtigt. Vermutlich liegt das an falschen Lebens- und Ernährungsgewohnheiten, die oft noch durch mangelnde Abhärtung verschärft werden. Das sollten Sie von nun an konsequent ändern. Vielleicht liegt auch eine Erkrankung vor, die Ihr Immunsystem schwächt; veranlassen Sie deshalb vorsorglich eine Untersuchung.

Ab 21 Punkte
Ihr Immunsystem ist erheblich bis stark gestört (desto mehr, je höher Ihre Punktzahl liegt). Das kann an schwerwiegenden Fehlern der Ernährungs- und Lebensweise liegen. Lassen Sie die Ursachen rasch durch eine fachmännische Untersuchung klären, und besprechen Sie mit Ihrem Therapeuten, welche immunschwächenden Gewohnheiten Sie ausmerzen sollten.

Wenn Ihre Punktzahl zwischen 0 und 3 liegt, benötigen Sie keine weiteren Ratschläge. Bleiben Sie einfach bei

Ihrer bisherigen Lebensweise, die Ihrer Gesundheit offenbar gut bekommt. Bei allen Ergebnissen über 3 Punkte finden Sie in den folgenden Kapiteln dieses Buches Empfehlungen, nach denen Sie Ihr Immunsystem besser pflegen und stärken können.

Pflege der Haut – Stärkung der Abwehrkraft

Die Pflege der Haut als größtem Organ des Körpers bedeutet immer auch allgemeine Gesundheitsvorsorge. Vor allem die vermehrte Ausscheidung von Schlacken und Giftstoffen, die bessere Durchblutung und der indirekte Einfluß der Pflegemaßnahmen auf das vegetative Nervensystem und die Hormondrüsen wirken sich günstig auf den gesamten Organismus aus, nicht zu vergessen natürlich die Stärkung des Immunsystems.
Die Hautpflege muß aber ganzheitlich von außen und innen erfolgen, denn die Haut reagiert auf viele innere Störungen. Die äußere Pflege wirkt nur dann zufriedenstellend, wenn auch die inneren Voraussetzungen dafür geschaffen werden.

»Hautdiät« zur Pflege von innen

Die richtige Ernährung sorgt dafür, daß die Haut alle Nähr- und Vitalstoffe für ihre ungestörten Funktionen erhält. Außerdem vermeidet man dadurch die übermäßige Zufuhr von Schlacken und anderen schädlichen Stoffen, die zu unreiner, häufig entzündeter Haut führen können und das Immunsystem schwächen. Die

Grundvoraussetzung für die ganzheitliche Hautpflege bildet also stets die vollwertige Kost.

Vollwertige Ernährung für gesunde, schöne Haut

Die »Diät« zur Hautpflege von innen entspricht weitgehend der Vollwertkost, die zur Erhaltung der Gesundheit und Abwehrkraft insgesamt unverzichtbar ist. Einige Vitalstoffe, die direkt die Hautfunktionen fördern, verdienen dabei besondere Beachtung.
Obwohl uns heute ein reichhaltiges Angebot an Nahrungsmitteln zur Verfügung steht und jedermann sich gesund ernähren könnte, ist die übliche Zivilisationskost alles andere als vollwertig. Sie gehört deshalb zu den wichtigsten Ursachen der Zivilisationskrankheiten und hat auch einen großen Anteil an der Zunahme der Immunschwäche und vieler Hautleiden. An Eiweiß, Fetten und Kohlenhydraten als Nährstoffen mangelt es gewöhnlich nicht, sie werden eher zu reichlich zugeführt. Das Grundproblem der üblichen Kost besteht vielmehr darin, daß man die falschen Nahrungsmittel mit zu geringem Vitalstoffgehalt verwendet. So entsteht die paradoxe Situation, daß »Mangel vor vollen Töpfen« herrscht, insbesondere auch bei überernährten, übergewichtigen Menschen.
Vollwertkost zur Hautpflege von innen und Stärkung der Abwehrkraft verlangt keine unzumutbaren Verzichte und Entbehrungen, wie oft befürchtet wird. Man kann und soll sich abwechslungsreich und wohlschmekkend, aber gesund ernähren – und das erfordert keineswegs mehr Mühe und Kosten als die übliche Ernährung. Gewiß, auf manche eingefleischte Gewohnheiten

bei der Ernährungsweise muß man verzichten, aber das bereitet nur in der Umstellungsphase einige Probleme. Bei ausreichender Motivation bewältigt man diese leicht. Das wichtigste Motiv für die Ernährungsreform ist sicherlich, daß man dadurch eine gesündere, schönere Haut erhält, die Abwehr schlagkräftiger macht und sich insgesamt bald wohler und leistungsfähiger fühlt. Dafür lohnt es sich, die kleinen Mühen der Ernährungsumstellung auf sich zu nehmen.

Grundsätze der »Hautdiät«

Die Kardinalfehler der üblichen Zivilisationskost lassen sich auf einen einfachen Nenner bringen: Wir essen zu reichlich, vor allem tierische Nahrungsmittel, zu fett, zu viele Süßigkeiten und andere denaturierte Kohlenhydrate, aber zu wenig pflanzliche Frischkost. Deshalb bietet die Ernährung zuviel Eiweiß, Fett und für die Gesundheit fast wertlose »leere« Kalorien, aber zu wenig lebenswichtige Vitamine, Mineralstoffe und Spurenelemente. Die Folgen zeigen sich oft frühzeitig an der Haut und durch die geschwächte Abwehr, ehe es nach einiger Zeit zu ernsteren Erkrankungen kommt.

Zur Pflege der Haut, Stärkung des Immunsystems und allgemeinen Gesundheitsvorsorge soll die übliche Kost nach den folgenden Grundsätzen geändert werden:

Eiweiß ist als Baustoff für die Haut und den übrigen Organismus zwar lebensnotwendig, aber wir brauchen längst nicht so viel davon, wie heute meist zugeführt wird. Bei normaler Beanspruchung genügen täglich 0,7 bis 0,8 g Eiweiß je kg Körpergewicht, durchschnittlich 50 bis 60 g. Die übliche Ernährung enthält etwa 70 bis 100 g oder noch mehr am Tag; diese »Eiweißmast« för-

dert vor allem die Arterienverkalkung und ihre Folgekrankheiten.
Hauptsächlich wird der Eiweißbedarf durch Milchprodukte gedeckt, die besonders hautfreundlich sind. Hinzu kommen pflanzliche Eiweißträger, vor allem Sojabohnen und andere Hülsenfrüchte mit hochwertigem Eiweiß. Tierische Nahrungsmittel sind für die Eiweißversorgung entbehrlich, man kann darauf verzichten und sich streng vegetarisch ernähren. Da das aber nicht nach jedermanns Geschmack ist, empfiehlt man heute, den Verzehr tierischer Nahrungsmittel zumindest einzuschränken. Häufiger als einmal am Tag, besser nur einmal jeden zweiten Tag, sollten sie nicht auf dem Speisezettel stehen.
Fette dienen hauptsächlich als Energieträger. In geringen Mengen sind sie außerdem als Stützsubstanz in verschiedenen Körpergebieten und zur Aufnahme der fettlöslichen Vitamine notwendig. Der Tagesbedarf liegt bei 50 bis 60 g; davon sind 25 bis 30 Prozent als versteckte, in den Nahrungsmitteln schon enthaltene Fette abzuziehen, so daß als Koch- und Streichfett nur noch 40 bis 45 g bleiben. Tatsächlich enthält die übliche Kost aber 100 g und mehr Fett am Tag, insbesondere tierische Fette mit gesättigten und einfach ungesättigten Fettsäuren. Das fördert den Risikofaktor Übergewicht, Arterienverkalkung und ihre Folgekrankheiten. In der »Hautdiät« verwendet man vornehmlich kaltgepreßte Pflanzenöle, die reichlich hautfreundliche hochungesättigte Fettsäuren und die »Hautvitamine« A und E enthalten. Sie sollen vor allem zum Anrichten der Rohkost gebraucht werden, weil sie beim Erhitzen viel an Wert einbüßen. Den restlichen Fettbedarf deckt man durch Butter oder pflanzliche Streichfette.

Damit nicht zu viele versteckte Fette zugeführt werden, achtet man bei der Auswahl der Nahrungsmittel darauf, daß sie fettarm sind, und bereitet sie möglichst fettfrei zu.
Bei Gewichtsproblemen kann der Fettverzehr unbedenklich längere Zeit unter 50 bis 60 g liegen. Ganz verzichten darf man auf Fette aber nicht ständig, weil es sonst zum Mangel an fettlöslichen Vitaminen und an vitaminähnlich wirkenden hochungesättigten Fettsäuren (früher nannte man sie »Vitamin F«) kommt.
Kohlenhydrate bilden den Löwenanteil der gesunden Ernährung. Man benötigt davon je nach körperlicher Beanspruchung etwa 300 bis 400 g am Tag. Sie führen Energie und Vitalstoffe zu. Mindestens 30 Prozent der Kohlenhydrate sollen jeden Tag als Rohkost verzehrt werden, die als »lebendige Nahrung« bei der Zubereitung am wenigsten verändert wird und die meisten Vitalstoffe enthält. Salate, rohes Obst und Gemüserohkost verzehrt man möglichst immer vor den erhitzten Speisen, weil sie dann der Gesundheit am besten nützen. Da der Vitalstoffgehalt der einzelnen pflanzlichen Lebensmittel sehr unterschiedlich ist, muß man jeden Tag verschiedene Sorten essen, um eine vollwertige Ernährung zu gewährleisten.
Unentbehrlich sind außerdem die Getreideprodukte. Sie werden teils als Müsli und Frischkornbrei, teils als Teig- und Backwaren aus vollem Korn verzehrt. Besonders hervorzuheben ist ihr Gehalt an Vitaminen der B-Gruppe, die für die Hautfunktionen wichtig sind, und an Ballaststoffen, die für regelmäßige Stuhlentleerung sorgen und damit die Haut als Ausscheidungsorgan entlasten.
Denaturierte Kohlenhydrate, vor allem Zucker und an-

dere Süßigkeiten, Teig- und Backwaren aus Weißmehl oder polierter Reis, sind für die Gesundheit nahezu wertlos. Sie enthalten nur »leere Kalorien«, aber kaum noch Vitalstoffe. Deshalb verzichtet man darauf; allenfalls aus besonderem Anlaß kann man einmal mäßig davon essen, ohne daß man dadurch gleich die Gesundheit schädigt.

Getränke in ausreichender Menge sind sehr wichtig, schließlich besteht der Körper überwiegend aus Wasser, und die ständigen Flüssigkeitsverluste müssen ausgeglichen werden. Man kann wochenlang ohne feste Nahrung, aber nur wenige Tage ohne Flüssigkeit auskommen. Außerdem wirken die Getränke bei der Entgiftung über die Nieren mit und entlasten die Haut als Ausscheidungsorgan. Der Tagesbedarf beträgt ungefähr 1,5 bis 2,5 Liter, das hängt mit von der Schweißbildung und körperlichen Beanspruchung ab.

Zu den gesündesten Getränken gehören kochsalz-, kohlensäure- und nitratarme Mineralwasser, naturbelassene Obst- und Gemüsesäfte. Vom Mineralwasser sollte man täglich mindestens acht Gläser, von den vitalstoffreichen Säften (»flüssige Rohkost«) drei bis vier Gläser trinken. Den restlichen Flüssigkeitsbedarf dekken dann je nach Geschmack ungezuckerte oder mit etwas Honig gesüßte Kräutertees, mäßig Schwarztee oder Kaffee. Schwarzer Tee und Kaffee dürfen nicht zu stark zubereitet werden, mehr als zwei, höchstens drei Tassen am Tag trinkt man nicht davon.

Diese einfachen Grundsätze stellen eine vollwertige, abwechslungsreiche und wohlschmeckende Ernährung sicher. Sie pflegt die Haut von innen, stärkt die Abwehrkräfte, fördert die Gesundheit, Leistungsfähigkeit und das allgemeine Wohlbefinden.

Auswahl der Nahrungsmittel und Getränke

Die Auswahl der Lebensmittel und Getränke erfordert heute besondere Sorgfalt und Überlegung, weil sie so naturbelassen wie möglich sein sollen. Die allgegenwärtigen Umweltschadstoffe, unsachgemäß und übermäßig gebrauchte Dünge- und Spritzmittel oder Medikamente, die zur Massentierhaltung ge- und mißbraucht werden, entwerten die vollwertig zusammengestellte Kost, schaden der Haut und können die Abwehrkraft erheblich schwächen. Das gilt auch für die zugelassenen Nahrungsmittelzusätze, zum Beispiel Konservierungs-, Aroma- und Farbstoffe, die heute immer häufiger zum »Food-Design« verwendet werden. Jeder einzelne dieser Rückstände und Zusätze mag für sich noch unbedenklich sein, zusammen stellen sie aber eine wachsende Bedrohung unserer Gesundheit dar.

Schadstoffrückstände lassen sich heute nicht mehr vermeiden, Luft und Wasser sind voll davon. Die zusätzliche Gefährdung durch Dünge-, Spritz- und Arzneimittelrückstände läßt sich vermeiden, indem man möglichst viele Nahrungsmittel aus biologischem Anbau und naturgemäßer Viehhaltung seriöser Hersteller kauft. Dabei bevorzugt man Produkte, die ständig kontrolliert werden, zum Beispiel die Demeter- oder Bioland-Erzeugnisse.

Vermeidbar sind auch Nahrungsmittelzusätze, denn sie werden auf der Zutatenliste der Lebensmittel angegeben. Beim Kauf achtet man also darauf, daß sich möglichst keine dieser Zusätze in der Nahrung befinden. Zwar sind Konservierungsstoffe für manche Lebensmittel vorgeschrieben, aber diese muß man ja nicht unbedingt kaufen.

Auch für Getränke gilt der Grundsatz, daß sie so naturbelassen wie möglich sein und keine Zusätze enthalten sollen. Obstsäfte mit Zucker oder Süßstoff, Gemüsesäfte mit Konservierungsmitteln, Mineralwässer mit höherem Nitratgehalt oder Limonaden mit Zucker, Süßstoff, Koffein und Chinin haben in der Vollwertkost nichts zu suchen.

Wenn man nicht immer ganz frische Ware verwenden kann, kommt als Alternative die Tiefkühlkost in Frage. Aber auch Konserven sind bei der heute meist üblichen erntefrischen Verarbeitung oft besser als ihr Ruf. So oft wie möglich sollte man aber die täglich frisch eingekauften Nahrungsmittel zur vollwertigen Ernährung gebrauchen, denn auch das schonende Einfrieren oder Konservieren bedeutet immer eine Denaturierung der »lebendigen« Nahrung.

Zusammenstellung der täglichen Ernährung

Die gesunde Kost besteht aus drei Hauptmahlzeiten und zwei kleinen Zwischenmahlzeiten. Das hat sich im Vergleich zu den üblichen drei größeren Hauptmahlzeiten bewährt, weil die Verdauungsorgane die kleineren Portionen besser verwerten.

Zum Frühstück gibt es zunächst »flüssige Rohkost«, also Obst- und Gemüsesäfte. Dann folgt ein Müsli oder Frischkornbei mit Obst oder Gemüse. Wenn man danach noch Appetit verspürt, verzehrt man Vollkorn- oder Knäckebrot mit Quark und anderen gesäuerten Milchprodukten, ab und zu auch etwas Käse und Wurst. Das kleine zweite Frühstück besteht aus Obst, Säften, Frischmilch oder gesäuerten Milchprodukten, etwas Vollkorn- oder Knäckebrot.

Das Mittagessen beginnt immer mit Salat und anderer Rohkost. Danach kann man eine kalorienarme Gemüsebrühe verzehren oder gleich zum Hauptgericht mit Kartoffeln, Vollreis und Gemüse übergehen. Fleisch und Fisch werden nur als Beilagen möglichst nicht jeden Tag verzehrt. Als Nachtisch kann man etwas frisches Obst essen.

Die kleine Zwischenmahlzeit am Nachmittag besteht aus frischem Obst, Säften, Milchprodukten, Salaten, bei entsprechendem Appetit auch noch etwas Vollkorn- und Knäckebrot.

Das Abendessen soll leicht sein und bis spätestens 19 Uhr verzehrt werden. Zum kalten Abendbrot ißt man Vollkorn- oder Knäckebrot mit mäßig Streichfett, gesäuerten Milchprodukten, ab und zu etwas Wurst und Käse. Das warme Abendessen wird wie die Mahlzeit am Mittag, aber kalorienärmer zusammengestellt. Am Anfang des Abendessens gibt es wieder Salat und andere Rohkost.

Nach dem Abendbrot soll nichts mehr gegessen werden, allenfalls noch etwas frisches Obst, aber keine kalorienreichen Knabbereien. Sie belasten die Verdauungsorgane, die abends auf Ruhe umschalten, oft erheblich.

Schonende Zubereitung der Kost

Auch die sorgfältig nach den obigen Grundsätzen zusammengestellte Kost verliert viel an Wert, wenn sie falsch zubereitet wird. Das vermeidet man, indem man die Nahrung so wenig wie möglich denaturiert. Was roh verzehrt werden kann, unterzieht man keiner unnötigen Verarbeitung, sondern reinigt die Nahrungsmittel nur gründlich und zerkleinert sie in mundgerechte Stücke. Nach dem Anrichten wird die Rohkost sofort gegessen.

Viele Nahrungsmittel werden aber erst verdaulich, wenn sie durch Erhitzen zubereitet werden. Dazu wählt man die schonendste Form der Zubereitung. Empfehlenswert sind vor allem kurzes Kochen im zugedeckten Topf, wobei man das Kochwasser mit den übergetretenen Vitalstoffen wenigstens teilweise zu Suppen und Soßen verwenden soll, Garen im Dampf- oder Römertopf und Grillen auf dem Elektrogrill ohne Fett. Weniger gut eignet sich das Braten, denn selbst wenn man dazu kein Fett verwendet, entsteht eine Kruste mit ungesunden Röststoffen, das Grillen über offenem Feuer, bei dem krebserzeugende Stoffe in das Grillgut gelangen können, und das Fritieren in heißem Fett. Garen im Mikrowellenherd ist zeitsparend und schonend, aber umstritten; man diskutiert, ob die Mikrowellen die Nahrungsmittel nicht unerwünscht verändern und überdies den »Elektrosmog« in den Räumen erhöhen. Dazu kann aber noch nicht endgültig Stellung genommen werden. Jedenfalls sollte man Mikrowellen nicht zu häufig verwenden; ohnehin eignen sie sich nicht für alle Speisen. Bleibt schließlich das Backen, das für verschiedene Getreideprodukte unentbehrlich ist, bei anderen Nahrungsmitteln aber keine große Rolle spielt.
Die heute angebotenen Alu- und Kunststoffolien zum Garen ermöglichen eine schonende, fettfreie Zubereitung. Dabei diskutiert man aber, ob nicht Bestandteile aus den Folien in die Nahrung übertreten. Das ist noch nicht sicher geklärt, man sollte Folien aber nicht zu häufig verwenden. Gleiches gilt sinngemäß für beschichtete Töpfe und Pfannen.

Vitalstoffe für die Haut

Für die Gesundheit der Haut und ein intaktes Immunsystem sind grundsätzlich alle Vitamine, Mineralstoffe und Spurenelemente notwendig. Die folgenden beeinflussen die Hautfunktionen aber besonders gut und müssen deshalb zur Hautpflege von innen regelmäßig ausreichend zugeführt werden.

Vitamin A, das klassische »Hautvitamin«, wirkt vor allem beim Aufbau und der Erhaltung des Epithelgewebes der Oberhaut mit und erhöht ihre Widerstandskraft gegen Infektionen. Bei Mangelzuständen nimmt die Anfälligkeit der Haut für Entzündungen zu, und sie verhornt zu stark, die Heilung von Hautdefekten wird verzögert und die allgemeine Widerstandskraft gegen Krankheiten vermindert. Das fettlösliche Vitamin befindet sich in freier Form als Retinol in tierischen Nahrungsmitteln, als Provitamin A kommen seine Vorstufen in pflanzlichen Lebensmitteln vor und müssen in der Darmwand in das wirksame Vitamin A umgewandelt werden. Der Tagesbedarf wird durch vollwertige Kost gedeckt. Zur Behandlung von Hautleiden sind hohe Dosen angezeigt, die vom Therapeuten verordnet werden, um Vergiftung durch Überdosierung zu verhindern.

Vitamin B_2 (Riboflavin) wirkt nicht unmittelbar auf die Haut, sondern ist unentbehrlich für die Energiegewinnung aus der Nahrung. Mangelzustände verursachen aber oft Risse der Lippen und Mundwinkel, vermehrte Absonderung von Talg und Hautentzündungen. Deshalb gehört eine ausreichende B_2-Zufuhr zur Hautpflege. Leichtere Mangelzustände an Vitamin B_2 treten bei der üblichen Fehlernährung oft auf, Vollwertkost deckt den Bedarf immer.

Vitamin B_6 (Pyridoxin) kennt man auch als Anti-Dermatitis-Faktor, weil es bei Mangel zu Hautentzündungen und übermäßiger Talgproduktion kommt. Da die übliche eiweißreiche Kost den Bedarf deutlich erhöht, sind Mangelerscheinungen nicht selten. Richtig zusammengestellte Ernährung genügt, um den normalen Tagesbedarf zu decken. Therapeutisch wird Pyridoxin vor allem bei Akne und anderen Hautleiden mit übermäßiger Talgproduktion eingesetzt, am besten zusammen mit Vitamin A und B_2.

Niacin gehört zur Gruppe der B-Vitamine. Teils wird es im Körper aus dem Eiweißbaustein L-Tryptophan hergestellt, teils mit der Nahrung zugeführt. Gesunde Kost deckt meist den Bedarf. Mangel führt zu schweren Entzündungen und allergischen Reaktionen der Haut. Zur Behandlung von Hautleiden gibt man Niacin in höherer Dosierung. Gelegentlich kann es dabei allerdings zu allergischen Symptomen kommen, deshalb bespricht man diese Anwendung mit dem Therapeuten.

Indirekt ist Niacin für die Haut auch deshalb wichtig, weil es die Darmflora pflegt, so daß im Darm nicht zu viele Giftstoffe entstehen, die unnötig die Haut belasten und das Immunsystem schwächen.

Biotin (Vitamin H), ebenfalls ein Vitamin aus dem B-Komplex, wirkt als Wachstumsfaktor und bei zahlreichen Stoffwechselprozessen. Es wird zum Teil von der Darmflora gebildet, zusätzlich ist aber die Zufuhr von außen notwendig. Normalerweise deckt die Vollwertkost den Bedarf. Bei Mangel entstehen schuppige Hautentzündungen an Armen und Beinen, bei ausgeprägtem Mangel droht die Austrocknung und Verfärbung der Haut.

Pantothensäure, die zu der Vitamin-B-Gruppe gehört,

beeinflußt direkt den Stoffwechsel der Epithelzellen der Haut sowie das Wachstum und die Pigmentierung der Haare. Darüber hinaus ist das Vitamin für die Haut wegen seiner Entgiftungsfunktionen wichtig. Den Bedarf deckt man in der Regel immer, weil die Eigenproduktion der Darmflora dazu viel beiträgt. Therapeutisch wird Pantothensäure bei Hautentzündungen, verzögerter Wundheilung und Haarproblemen hochdosiert verabreicht.

Vitamin E (Tokopherol) macht wegen seiner zahlreichen Wirkungen immer wieder von sich reden. Heute ist es besonders interessant, weil es als Antioxidans andere Wirkstoffe vor unerwünschten chemischen Veränderungen schützt und Umweltgiften entgegenwirkt. Das kommt auch der Haut und dem Immunsystem zugute. Bei ausreichender Zufuhr wird die Haut besser durchblutet und ihr Bindegewebe gekräftigt, so daß sie länger elastisch und straff bleibt. Außerdem fördert Vitamin E die Heilung von Geschwüren und anderen Hautdefekten, beugt UV-Strahlenschäden vor, unterstützt die Behandlung von Akne und Hautallergien. Allerdings weiß man noch viel zu wenig von diesem Vitalstoff, kennt weder den genauen Tagesbedarf noch typische Mangelerscheinungen. Zur Hautpflege von innen kann Tokopherol vor allem durch Getreidekeimöl, Weizenkeime, Vollreis, Hafer, Milchprodukte und Eier zugeführt werden, die höheren therapeutischen Dosen erreicht man nur durch Vitamin-E-Medikamente.

»Vitamin F«, ein Gemisch hochungesättigter Fettsäuren, kann wegen seiner vitaminartigen Wirkungen bedingt zu den Vitaminen gerechnet werden. Viele seiner Aufgaben erfüllt es gemeinsam mit Vitamin E. Offen-

sichtlich ist es auch für die Haut wichtig, denn bei Mangel wird sie zu trocken, und es können Ekzeme entstehen. Die vollwertige Ernährung, die einen Teil der Fette in Form hochwertiger Keimöle zuführt, deckt wahrscheinlich den nicht genau bekannten Tagesbedarf.

Unter den *Mineralstoffen* gibt es keine, die so speziell wie die obigen Vitamine auf die Haut wirken. Wichtig sind vor allem Kalzium und Magnesium, aber auch die anderen tragen zur Gesunderhaltung der Haut und guten Abwehrkraft bei. Der Mineralstoff Mangan verdient besondere Beachtung, weil er die Abwehr- und Entgiftungsfunktionen anregt.

Von den *Spurenelementen* wirkt vor allem Zink auf die Haut; unter anderem ist es für die Verhornung der Haut und ihrer Anhangsgebilde notwendig. Die anderen Spurenelemente sind vermutlich nur indirekt an den Hautfunktionen beteiligt, aber man weiß von ihnen zu wenig, um das genau beurteilen zu können. Mineralstoffe und Spurenelemente werden durch vollwertige Ernährung mit genügend pflanzlicher Rohkost meist ausreichend zugeführt.

»Blutreinigungskuren« zur Entschlackung und Entgiftung

Die Ansammlung von Schlacken und Giftstoffen im Körper, die teils durch falsche Ernährung, teils durch die Schadstoffe der Umwelt entsteht, gefährdet die Haut als Ausscheidungsorgan und schwächt die Abwehrkraft insgesamt. Durch die »Hautdiät« kann die Schlackenbelastung vermindert werden, aber das ge-

nügt nicht immer. Zur Hautpflege von innen und zur Anregung des Immunsystems empfiehlt es sich dann, eine gründliche »Blutreinigung« durchzuführen.
Entwässernde Arzneimittel regen die Ausscheidung von Schlacken und Giften mit dem Urin an, schwemmen aber auch Vitalstoffe aus. Deshalb eignen sie sich nicht zur Selbsthilfe. Dazu verwendet man nur die milder harntreibenden Heilpflanzen Brennessel und Löwenzahn. Wenn Nieren- oder Blasenleiden bestehen, dürfen auch diese Kräuter nur nach Zustimmung des Therapeuten verabreicht werden.
Die Brennessel-Löwenzahn-Kur für die Haut dauert vier bis sechs Wochen und kann vorsorglich zweimal jährlich durchgeführt werden, bevorzugt im Frühjahr und Herbst. Man verwendet dazu Kräutertee oder -saft aus dem Fachhandel. Der Tee wird nach Gebrauchsanweisung zubereitet, Tagesdosis drei Tassen. Vom Brennesselsaft nimmt man täglich drei Eßlöffel, vom Löwenzahnsaft zwei Eßlöffel ein, jeweils verdünnt mit der sechsfachen Menge Wasser. Die Kur kann auf folgende Weisen durchgeführt werden:

- Am ersten Tag Brennessel, am zweiten Tag Löwenzahn, am dritten Tag wieder Brennessel und so fort jeden Tag wechselnd bis zum Ende der Kur.
- In der ersten Woche Brennessel, in der zweiten Woche Löwenzahn, in der dritten Woche wieder Brennessel und so fort jede Woche wechselnd, bis die Kur nach längstens sechs Wochen endet.
- In den ersten zwei bis drei Wochen Brennessel, danach in den letzten zwei bis drei Wochen Löwenzahn.

Der Tee darf nicht gesüßt werden, in den Säften dürfen sich keine Zusatzstoffe befinden. Ergänzt wird die

»Blutreinigungskur« durch reichlich Mineralwasser zum Ausschwemmen der Schlacken und rohkostreiche Ernährung, die übermäßige Neubildung von Schlacken verhindert.
Bei Darmträgheit gehört auch die Anregung des Stuhlgangs zur gründlichen Entschlackung. Abführmittel sind dazu ungeeignet, auch die rein pflanzlichen, denn sie reizen den Darm. Vielmehr ergänzt man die Ernährung durch 20 bis 30 g Leinsamen oder Weizenkleie am Tag, die als Ballaststoffe den Darm anregen. Damit sie genügend aufquellen, trinkt man dazu reichlich Mineralwasser. Ferner eignen sich täglich morgens nüchtern sechs bis zwölf über Nacht in Wasser eingeweichte Backpflaumen oder andere Trockenfrüchte, Sauerkraut und Milchzucker zur Anregung des Darms.
Sobald chronische Darmträgheit dadurch überwunden ist, sorgt die Vollwertkost allein dafür, daß der Darm regelmäßig entleert werden kann.

Vollwertkost aktiviert das Immunsystem

Durch die Umstellung der üblichen Zivilisationskost auf vollwertige Ernährung erzielt man immer eine umstimmende Wirkung. Das heißt, die körpereigenen Abwehr- und Selbstheilungskräfte werden aktiviert, können zukünftig Krankheitsursachen besser widerstehen und bestehende Gesundheitsstörungen heilen. Dabei kann es vorübergehend sogar zur Verschlimmerung chronischer Beschwerden kommen, die aber nicht medikamentös unterdrückt werden darf. Sie zeigt an, daß sich die Selbstheilungskräfte wieder mit den Krankheitsursachen auseinandersetzen.

Unterstützt wird die Umstimmung durch den hohen Gehalt an Vitalstoffen in der Vollwertkost. Sie sind für die Funktionsfähigkeit des Immunsystems unentbehrlich. Außerdem bildet die gesunde Ernährung weniger Schlacken und enthält weniger schädliche Rückstände, die bei der üblichen Zivilisationskost oft die Abwehr schwächen und blockieren.
Wenn der »innere Arzt« durch die Ernährungsreform ausreichend gestärkt wurde, darf man natürlich nicht wieder in die alten Eßgewohnheiten verfallen, sonst war die Mühe umsonst. Die Vollwertkost wird lebenslang als Grundlage der Gesundheitsvorsorge beibehalten. Damit schafft man eine der Voraussetzungen für Gesundheit und Lebensqualität bis ins hohe Alter.

Äußere Hautpflege – individuell mit System

Die Pflege der Haut beginnt mit der Reinigung. Die weiteren Pflegemaßnahmen hängen vom individuellen Hauttyp ab. Es empfiehlt sich, die Reinigungs- und Pflegemittel aus dem System eines Herstellers zu verwenden, weil diese gut aufeinander abgestimmt sind.

Hautreinigung, gründlich und schonend

Klares Wasser beseitigt zwar oberflächliche leichte Verschmutzungen, genügt aber nicht zur porentiefen Reinigung der Haut, weil sich Staub und Schmutz im wasserunlöslichen Talg ablagern. Deshalb muß ein Teil des Hautfetts mit entfernt werden.
Seifen lösen sich im Wasser unter Schaumbildung auf

und emulgieren einen Teil des Talgs, so daß er mit dem Schmutz abgewaschen werden kann. Dabei wird aber oft zuviel Fett entfernt, der Säureschutzmantel durch die alkalischen Seifen für einige Zeit zerstört und die Haut zu stark aufgelockert, so daß die Talg- und Schweißdrüsengänge verquellen und der Talg sich staut. Deshalb kommt es nach der Seifenreinigung nicht selten zur Austrocknung, Reizung und Entzündung der Haut. Die gesunde, widerstandsfähige Haut kann das noch verkraften und sich rasch regenerieren, empfindliche Haut wird dadurch aber oft krank.
Als Alternative zur Seife gibt es heute die Syndets (synthetische Detergentien), die ebenso gründlich, aber schonender reinigen. Insbesondere entfetten sie die Haut nicht übermäßig und reagieren neutral oder sind angesäuert, so daß der Säureschutz der Haut beim Waschen nicht zerstört wird. Bei sensibler Haut und Hautkrankheiten sind Syndets zur Reinigung praktisch immer zu empfehlen, aber auch für die intakte Haut eignen sie sich anstelle von Seife gut. Inzwischen werden sie in großer Auswahl als seifenähnliches Waschstück, Lösung, Duschbad, Badezusatz und Hautwaschmittel überall angeboten.
Die Grundreinigung von Kopf bis Fuß erfolgt gewöhnlich einmal am Tag, meist morgens unter der Dusche. Einzelne Körperpartien, vor allem Gesicht und Hände, werden im Lauf des Tages nach Bedarf häufiger gereinigt. Bäder sind für die Haut nicht immer gut verträglich, sondern können sie zu stark auslaugen; außerdem belasten sie nicht selten das Herz-Kreislauf-System erheblich. Deshalb beschränkt man sich im allgemeinen auf ein bis zwei Vollbäder pro Woche.
Zur Nachreinigung und Belebung der Haut nach dem

Waschen stehen Körperlotionen und Gesichtswässer mit pflegenden Zusätzen zur Verfügung. Bei zu fetter, unreiner Haut empfiehlt sich außerdem zwei bis dreimal wöchentlich die intensive Tiefenreinigung und milde Schälung durch Masken und Rubbercreme. Dadurch werden die obersten Hautschichten abgetragen und die Poren wieder geöffnet. Mandel-, Pfirsichkernkleie, Seesand und Getreidekeimmehl sind Grundbestandteile vieler solcher Anwendungen.

Typgerechte Hautpflege

Die Auswahl der Pflegemittel für die Haut richtet sich nach dem persönlichen Hauttyp. Es versteht sich von selbst, daß die normale Haut eine andere Pflege als die zu fette oder trockene Haut erfordert. Durch nicht typgerechte Pflege werden die Hautfunktionen gestört und es kann sogar zu bleibenden Hautschäden kommen.

So ermitteln Sie Ihren Hauttyp
Der persönliche Hauttyp läßt sich meist schon an der äußeren Beschaffenheit der Haut ablesen. Zusätzlich kann man einen Test mit einem Spiegel oder einem Stück Seidenpapier durchführen. Wenn man sie kurz gegen das Gesicht drückt, hinterläßt das einen Abdruck, der für die verschiedenen Hauttypen meist charakteristisch ist. Im Zweifel befragt man die Kosmetikerin oder den Hautarzt, ehe man falsche Pflegemittel verwendet.
Normale Haut wirkt gut durchblutet, straff und frisch. Fett und Feuchtigkeit sind gleichmäßig verteilt und

nach kurzem Druck mit dem Finger auf die Haut bleibt keine Druckstelle sichtbar. Beim Test mit dem Spiegel oder Seidenpapier hinterläßt die normale Haut darauf nur einen schwachen Abdruck.

Trockene Haut wirkt sehr fein, zeigt frühzeitig Fältchen und neigt zur Schuppung, ihr Fett-Feuchtigkeitsgehalt ist vermindert. Wenn man mit der Fingerkuppe dagegen drückt, bleibt längere Zeit eine Druckstelle sichtbar. Auf dem Spiegel oder Seidenpapier hinterläßt sie praktisch keinen sichtbaren Abdruck.

Fette Haut erkennt man oft sofort an großen Poren, häufigen Unreinheiten, Entzündungen und dem deutlichen Fettglanz; außerdem wirkt sie infolge der schlechten Durchblutung häufig blaßgrau. Wenn man eine Stunde nach der Reinigung den Test durchführt, bleibt schon wieder ein deutlicher Fettabdruck zurück.

Mischhaut gehört meist zum normalen Hauttyp. Die Talgdrüsen sind aber besonders in der Gesichtsmitte stärker entwickelt, und die Haut erscheint hier fettig und großporiger, während sie an den Schläfen und Wangen zu dünn und trocken wirkt. Der Abdruck auf dem Spiegel oder Seidenpapier zeigt deutlich zu fette und normale oder zu trockene Hautzonen.

Pflege der normalen Haut

Die gesunde, normale Haut ist einfach zu pflegen, weil sie keine besonderen Ansprüche stellt.

Zur Reinigung eignen sich meist auch Seifen, aber Syndets sind aus den genannten Gründen prinzipiell vorzuziehen. Die tägliche Dusche wird nach Bedarf durch mehrmalige Reinigung einzelner Körperpartien ergänzt. Bäder kann man etwa zweimal wöchentlich durchführen.

Nach dem Duschen oder Baden massiert man eine Körperlotion mit Keim- und Kräuterölen ein. Sie wird am besten auf die noch feuchte Haut aufgetragen, fördert die Hautfunktionen und die Durchblutung.
Zur Gesichtspflege verwendet man morgens eine Tagescreme mit pflanzlichen Fetten, Feuchtigkeitsfaktoren und Kräuterölen, die dünn aufgetragen wird. Sie kann auch als Nachtcreme gebraucht werden. Besser eignet sich für die Nacht aber eine spezielle Nachtcreme mit Keim-, Pflanzen- und Kräuterölen, Feuchtigkeitsfaktoren, Bienen- oder Pflanzenwachs. Nach der Lebensmitte soll sie etwas mehr Fett und Feuchtigkeit enthalten, um die altersbedingt höheren Verluste auszugleichen.
Als weitere Pflegemaßnahmen empfehlen sich etwa ab dem mittleren Lebensalter, wenn auch die gesunde Normalhaut mehr Fett und Feuchtigkeit verliert, Crememasken für Gesicht und Hals. Die dazu geeigneten Pflegemittel enthalten vor allem Keimöle, Wachse, Wollfett und Feuchtigkeitsfaktoren. Meist genügt es, einmal wöchentlich abends die Crememaske aufzutragen, nach 15 bis 20 Minuten lauwarm abzuwaschen und dann die gewohnte Nachtcreme anzuwenden. Mehr Pflege benötigt die normale Haut nicht.

Pflege der trockenen Problemhaut

Die zu trockene Haut ist sehr empfindlich und altert frühzeitig, wenn sie nicht schon in jungen Jahre sorgfältig gepflegt wird. Außerdem ist sie bei mangelnder Pflege besonders anfällig für Krankheiten, die dann auch die Abwehrfunktionen vermindern können.
Wenn man trockene Haut mit Seife reinigt, trocknet sie noch stärker aus und reagiert mit Reizungen. Grund-

sätzlich soll deshalb mit Syndets gereinigt werden, die auf den Säuremantel der Haut abgestimmt sind und rückfettende Stoffe enthalten. Wird die Haut dadurch immer noch zu stark entfettet, verwendet man zum Waschen nur lauwarmes oder kaltes Wasser, das nicht so viel Talg entfernt. Anstelle von Syndets eignen sich auch hydrophile Öle, Waschcremes oder eine Reinigungsmilch, die ähnlich mild wie Syndets wirken. Wer auf Seife nicht verzichten will, soll wenigstens eine überfettete Seife verwenden.

Die Reinigung des ganzen Körpers erfolgt möglichst nur einmal am Tag durch Duschen, andere Körperzonen müssen nach Bedarf häufiger gewaschen werden. Übertreiben darf man die Reinlichkeit bei trockener Haut nie, sonst nimmt sie leicht Schaden.

Zur Pflege des Körpers genügen die beim normalen Hauttyp genannten Körperlotionen, die nach dem Duschen in die noch feuchte Haut einmassiert werden. Zusätzlich kann man sie unabhängig vom Duschen noch einmal am Tag verwenden.

Die zu trockene Gesichtshaut benötigt eine Tagescreme, die mindestens 50 Prozent Fett enthält. Sie besteht aus Keim-, Pflanzen- und Kräuterölen, Wachsen und Feuchtigkeitsfaktoren. Die Creme wird morgens dünn aufgetragen, bei Bedarf noch einmal im Verlauf des Tages.

Für die Nacht verwendet man eine überfettete Nachtcreme mit ungefähr 70 Prozent Fettgehalt, die hauptsächlich Keimöle, Fettsäurekonzentrate, Wollfett, Bienenwachs, Heilkräuterextrakte und Feuchtigkeitsfaktoren enthält. Sie wird vor dem Schlafengehen nicht zu dick aufgetragen.

Wenn die trockene Haut stärker gereizt ist, empfiehlt

sich zwischendurch anstelle der Tages- oder Nachtcreme eine Azulen-Karotin-Creme. Sie enthält mindestens 50 Prozent Fettsäurekonzentrate, entzündungshemmendes Azulen aus Kamillen und Karottenöl mit Vitamin-A-Vorstufen, möglichst auch noch Vitamin E. Zur Spezialpflege genügt in jüngeren Jahren ein- bis zweimal wöchentlich die bei normaler Haut genannte Crememaske. Ab dem dreißigsten Lebensjahr braucht die trockene Haut mehr Pflege, um nicht vorzeitig zu altern. Dazu gibt es spezielle Hautöle, die vor allem Getreidekeimöl und -extrakt enthalten. Vor der Anwendung, die zusätzlich einmal pro Woche abends erfolgt, reinigt man das Gesicht gut. Dann formt man aus einer Lage Watte eine Gesichtsmaske, die gut mit Öl durchtränkt wird. Ehe man diese Maske anlegt, kommen Wattebäusche auf die geschlossenen Augen. Über die Maske legt man eine wasserdichte Folie, darauf ein mehrfach zu passender Größe gefaltetes, in heißes Wasser getauchtes und gut ausgewrungenes Leintuch als Kompresse. Die Maske soll etwa zwanzig Minuten einwirken, danach entfernt man sie, tupft nicht aufgenommenes Hautöl mit Zellstoff ab und trägt die gewohnte Nachtcreme auf.

Pflege der fettig-unreinen Haut

Auch die zu fette Haut, die oft in der Pubertät beginnt, erfordert sorgfältige Pflege, sonst neigt sie zu chronischen Unreinheiten, Entzündungen und Eiterungen. Man darf sie aber nie zu stark entfetten, sonst reagieren die Talgdrüsen darauf mit vermehrter Fettabsonderung.

Der Körper wird normalerweise einmal täglich durch Duschen, das Gesicht zumindest morgens und abends gereinigt. Seifen eignen sich dazu weniger, sie reizen die Talgdrüsen. Zu empfehlen sind Syndets, die auf den Säureschutz der Haut eingestellt sind und deshalb Entzündungen vorbeugen. Nach dem Waschen reinigt man mit einem Gesichtswasser nach, das nicht zu viel entfettenden Alkohol, aber entzündungshemmenden Azulen- oder Kamillenextrakt enthalten soll.

Ergänzt wird die regelmäßige Reinigung zwei- bis dreimal wöchentlich durch eine Abreibung des Gesichts mit milden Schleifmitteln (zum Beispiel Seesand mit Mandel- oder Pfirsichkernkleie). Dadurch erzielt man eine leichte Schälung, die übermäßiger Verhornung und Verstopfung der Poren vorbeugt.

Der Körper wird nach dem Duschen mit einem Hautöl wie normale Haut behandelt. Das Öl massiert man in die noch feuchte Haut. Zusätzlich sollte man einmal täglich eine Bürstenmassage mit einer nicht zu harten Bürste durchführen, um übermäßiger Verhornung und Verstopfung der Poren vorzubeugen, die Schlackenausscheidung anzuregen und allgemein abzuhärten. Dabei verfährt man wie folgt:

Zunächst nacheinander die beiden Fußsohlen kräftig bürsten; danach zuerst das rechte, dann das linke Bein aufwärts bis zum Leib abbürsten. Anschließend bürstet man zuerst den rechten, dann den linken Arm jeweils von den Fingerspitzen bis zu den Schultern. Den Rükken kann man mit einer Stielbürste in kreisenden Bewegungen von unten nach oben zuerst rechts, dann links selbst abbürsten oder von einem Helfer bürsten lassen.

Wichtig ist, daß immer Richtung Herz gebürstet wird, sonst kann es zu Kreislaufstörungen kommen.

Zur Gesichtspflege verwendet man morgens und

abends eine nicht zu fette Creme mit Keim- und Karottenöl, ergänzt durch Vitamin A und E, Fettsäuren (»Vitamin F«) und entzündungshemmendes Azulen aus Kamillen. Bei sehr fettiger Haut kann eine Schwefelcreme angezeigt sein, die mild schält und die Talgproduktion im Lauf der Zeit vermindert.
Zusätzlich sollen zwei- bis dreimal wöchentlich Kamillendampfbäder durchgeführt werden, um die Poren zu öffnen und Talgstauungen zu vermeiden. Dazu stellt man aus vier Teelöffel Kamillen auf ¼ Liter kochendes Wasser den Tee her, der fünf Minuten ziehen muß. In einem anderen Topf bringt man 1 Liter Wasser zum Kochen, gießt den Kamillentee hinein und stellt den Topf auf den Tisch. Über Kopf, Schultern und Topf legt man ein großes Tuch, so daß kein Dampf entweicht. Man läßt den Dampf etwa zehn Minuten auf die Haut einwirken. Zum Schluß wäscht man das Gesicht kurz kalt ab und trägt ein alkoholarmes Gesichtswasser mit Azulen oder Kamille auf.

Zusätzliche Pflegemaßnahmen

Die Biokosmetik kennt noch verschiedene andere Pflegemittel für die unterschiedlichen Hauttypen. Einige dieser ergänzenden Maßnahmen, die sich gut bewährt haben, sollen noch vorgestellt werden.
Bockshornklee wird warm als Packung oder Gesichtsmaske angewendet. Man kocht einige Löffel zerstoßenen Bockshornkleesamen mit ausreichend Wasser unter ständigem Rühren zu einem zähen Brei ein. Nach Abkühlung auf etwa 40 °C wird er zur Maske auf das Gesicht gestrichen und nach 20 bis 30 Minuten abgespült.

Diese Maske wirkt reiz- und entzündungslindernd und erweicht Talgstauungen bei fettig-unreiner Haut. Zur Erweichung von Eiterungen streicht man den Brei fingerdick auf ein Leintuch, faltet es oben wie ein Kuvert zusammen und legt es mit der aus einer Stofflage bestehenden Seite für 30 Minuten auf. Masken führt man zur Hautpflege ein- bis dreimal wöchentlich, Packungen bei Bedarf täglich ein- bis zweimal durch.

Erdbeeren verwendet man kurmäßig innerlich und äußerlich zur Entschlackung der Haut. Bei allergischen Reaktionen sind sie nicht erlaubt. Die Kur empfiehlt sich vor allem im Frühjahr, wenn die Gewebe verschlackt sind. Zur »Blutreinigung« verzehrt man vier bis sechs Wochen lang täglich etwa 500 g frische Erdbeeren, die man mit Quark oder Joghurt mischen kann, aber nicht zuckern darf.

Für die Gesichtsmaske schneidet man die Erdbeeren in dünne Scheiben, vermengt sie mit etwas Honig und streicht das ganze auf die Haut. Nach 20 Minuten spült man die Maske lauwarm ab. Vor allem bei unreiner Haut hat sich die Erdbeerkur gut bewährt.

Gurken werden wie Erdbeeren innerlich zur Entschlakkung und äußerlich zur Glättung der Haut und bei großen Poren verwendet. Salat aus frischen Gurken (keine eingelegten) bereitet man mit Zitronensaft, aber ohne Salz zu und ißt vier Wochen lang täglich ein bis zwei große Portionen davon.

Zur Gesichtsmaske schneidet man von einer Salatgurke dünne Scheiben ab, legt sie auf das Gesicht und darüber ein angewärmtes Leintuch. Die Maske wird zwei- bis viermal wöchentlich je 20 Minuten lang angewendet. Man kann auch frisch ausgepreßten Gurkensaft auf die Gesichtshaut auftragen.

Hefe eignet sich als Diätmittel vor allem wegen ihres Vitamin-B-Gehalts zur Hautpflege von innen nach Gebrauchsanweisung. Die Kur soll vier bis sechs Wochen dauern. Wer auf Hefe allergisch reagiert, muß darauf verzichten.
Hefemasken fördern die Hautdurchblutung und tragen ähnlich wie eine Rubbelcreme die obersten Hornschichten ab, so daß die Poren sich wieder öffnen. Nach der Anwendung wirkt die Haut frischer und straffer.
Man benötigt einen Würfel haushaltsüblicher Hefe, der mit etwas Kondensmilch, bei fetter Haut mit Wasser zum Brei angerührt und für etwa 20 Minuten auf das Gesicht gestrichen wird. Nach dem Eintrocknen rubbelt man die Maske mit lauwarmem Wasser ab und wäscht kalt nach. Wenn die Haut stärker gespannt oder gereizt ist, wird die Maske früher entfernt, ehe sie ganz eingetrocknet ist.
Kerbel gebraucht man vor allem bei trockener Haut mehrmals wöchentlich zu Kompressen. Er beugt vorzeitiger Faltenbildung vor und hält die Haut straff-elastisch. Auf 1 Liter kaltes Wasser gibt man 100 g Kerbel, kocht kurz auf und läßt auf etwa 40 °C abkühlen. Dann taucht man ein passendes Leintuch ein, wringt es leicht aus und legt es für 20 Minuten auf das Gesicht. Zum Abschluß wird das Gesicht kurz kalt abgewaschen. Die Kompresse erfrischt vor allem abends die strapazierte Haut.
Kohlblätter, insbesondere die des Wirsings, sind als Heilmittel bei fettig-unreiner, häufig entzündeter Haut seit der Antike bekannt. Die Blätter werden gewaschen, von den dicken Rippen befreit und mit einem Nudelholz oder einer Flasche leicht angequetscht.

Dann legt man sie dachziegelartig auf das Gesicht und deckt sie mit einem in warmes Wasser getauchten, ausgewrungenen Leintuch ab. Nach 30 Minuten – bei Hautentzündungen erst nach zwei Stunden – entfernt man die Blätter. Sie entziehen der Haut nicht selten eine unangenehm riechende Flüssigkeit, entgiften sie also gründlich. Zur Pflege wendet man Kohlmasken zwei- bis dreimal wöchentlich, bei Hautleiden bis zu viermal täglich an.

Quark erfrischt und glättet die Haut für einige Stunden, was vor allem abends wichtig sein kann. Für normale Haut gebraucht man 20prozentigen Speisequark, für fette Haut 10prozentigen Magerquark und für trokkene Haut 40prozentigen Sahnequark. Er wird bei normaler Haut mit Milch, bei fetter Haut mit Wasser und bei trockener Haut mit Sahne zum Brei verrührt, den man für 15 bis 20 Minuten auf das Gesicht streicht. Danach wäscht man die Maske zuerst lauwarm, dann kalt ab. Die Anwendung erfolgt mehrmals wöchentlich. Der Quark kann gemischt mit Erdbeeren oder Gurken aufgetragen werden.

Kieselsäure, ein lebenswichtiger mineralischer Vitalstoff, ist besonders für das Bindegewebe der Haut unentbehrlich. Dieser Urstoff, der schon an der Entstehung der ersten Lebensformen beteiligt war, hält die Haut straff und elastisch, beugt Entzündungen vor, verbessert die Regeneration der Haut und die Heilung von Hautdefekten und fördert die Abwehrfunktionen. Innerlich wird Kieselsäure durch Vollwertkost ausreichend zugeführt, äußerlich wendet man die fertigen Zubereitungen nach Gebrauchsanweisung an. Am besten wirkt Kieselsäure, wenn man sie unverdünnt aufträgt. Zur Hautpflege genügt die Anwendung mehrmals wöchentlich, bei Hautleiden mehrmals täglich.

Propolis, das Kittharz aus dem Bienenstock, enthält rund 60 Wirkstoffe, die zum Teil für die Hautpflege wichtig sind. Die Haut wird gestrafft, die Neubildung ihrer Zellen gefördert, ihre Durchblutung, Stoffwechselfunktionen und Abwehr angeregt. Als natürliches Antibiotikum beschleunigt Propolis außerdem die Heilung von Entzündungen und Eiterungen. Besonders gut bewährt sich das Kittharz bei trockener, rauher, überempfindlicher und zu Entzündungen neigender Haut. Die fertigen Cremes, Salben und Tinkturen wendet man nach Gebrauchsanweisung an.

Zellextrakte zur Hautpflege werden vor allem aus Plazenta und tierischen Embryonen hergestellt und zu verschiedenen Pflegemitteln verarbeitet. Man erzielt dadurch eine Regeneration der Haut mit Anregung ihrer Zellteilung, Durchblutung und Abwehr. Bei ausreichend langem Gebrauch der Präparate wirkt die Haut bald straffer, elastischer und gesünder. In erster Linie sind Zellextrakte bei vorzeitig gealterter, überempfindlicher und trockener Haut kurmäßig oder zur Dauerpflege angezeigt.

Abhärtung kräftigt Haut und Immunsystem

Abhärtung bedeutet Training der wichtigsten Steuersysteme und der Abwehrfunktionen des Körpers durch natürliche Reize, um insbesondere eine bessere Durchblutung und eine rasche Anpassung an Temperaturreize zu erreichen. Sie ist für den heutigen Menschen, der überwiegend abgeschirmt in geschlossenen Räumen lebt, besonders wichtig zur allgemeinen Gesundheitsvorsorge und ergänzenden Hautpflege.

Bewegung an der frischen Luft

Bewegungsmangel gehört zu den großen Risikofaktoren des heutigen Menschen. Auch die Haut wird davon betroffen; unter anderem kommt es zur verminderten Durchblutung, ungenügender Reaktion auf äußere Einflüsse, verlangsamtem Stoffwechsel und geschwächter Abwehr. Tägliche Bewegung an der frischen Luft ist deshalb zur ergänzenden Hautpflege und Stärkung des Immunsystem unentbehrlich. Die Zeit dazu muß man sich einfach nehmen, auch (oder gerade) wenn man unter hohem Streß steht. Auf lange Sicht zahlt sich das aus, denn die Leistungsfähigkeit bessert sich allmählich spürbar.
Ein »heroisches« Sportprogramm ist nicht notwendig, das könnte eher schaden. Nach neuerer Auffassung genügt es bereits, wenn man regelmäßig jeden Tag bei jedem Wetter 30 Minuten in flottem Tempo geht. Anzustreben ist eine Wegstrecke von drei bis vier Kilometern in etwa einer halben Stunde als Dauertraining. Das schafft man aber erst nach einiger Übung und darf nicht versuchen, es gleich zu Beginn zu erzwingen.
Ergänzt wird das obige Grundprogramm durch Gymnastik bei offenem Fenster. Die Übungen werden morgens und abends je 5 bis 10 Minuten lang durchgeführt. Außerdem bewegt man sich noch am Wochenende möglichst viel an der frischen Luft. Wer Sport als Hobby betreiben will, sucht sich eine Sportart aus, die möglichst viele Muskelgruppen beansprucht und die

Ausdauer trainiert, aber keine kurze hohe Kraftentfaltung erfordert. Gut eignen sich zum Beispiel Joggen, Leichtathletik, Rad- und Schwimmsport, im Winter auch Skilanglauf. Sport soll aus Freude, nicht verbissen nur um der Gesundheit willen möglichst dreimal wöchentlich ausgeübt werden. Wenn man einem Sportverein betritt, kann man gleich noch soziale Kontakte pflegen, die für die Gesundheit ebenfalls sehr wichtig sind.

Vorsicht bei Sonnenbädern und UV-Bestrahlungen

Die ultravioletten Strahlen der Sonne oder des Solariums rufen in der Haut lichtchemische Veränderungen hervor, die ihre Durchblutung, Abwehrkräfte und den Stoffwechsel anregen und unentbehrlich zur Umwandlung von Vitamin-D-Vorstufen in das wirksame Vitamin sind. Ausreichend Sonnenlicht ist also lebensnotwendig – aber nur, wenn man damit nicht, wie heute oft üblich, maßlos übertreibt, um die begehrte Sonnenbräune rasch zu erzwingen. Dadurch verdickt sich die Haut, beginnt vorzeitig zu altern und zu schrumpfen, und nach Jahrzehnten kann es zum Hautkrebs kommen, der mittlerweile stark zunimmt.
Wer sich regelmäßig ausreichend im Freien bewegt, erhält dabei genug UV-Strahlen und kann auf zusätzliche Sonnenbäder verzichten. Tiefbraun wird man dadurch zwar nicht, aber das ist im Grunde auch nicht erstrebenswert. Starke Hautbräunung zeigt nämlich, daß die Haut sich gegen Strahlenschäden zur Wehr setzen muß. Eine leichte, allmählich ohne Sonnenbrand erworbene Bräune durch Bewegung an der frischen Luft genügt und gefährdet die Gesundheit nicht. Alles, was darüber

hinausgeht, hat nichts mehr mit Hautpflege, sondern nur noch mit Mode zu tun. Sonnenschutzmittel mit ausreichendem, dem Hauttyp entsprechendem Lichtschutzfaktor können zwar den Sonnenbrand, nicht aber die anderen Folgen übertriebener Sonnenbäder verhüten.
Auch Solarien und Höhensonnen sind nicht so unbedenklich, wie es oft dargestellt wird, obwohl sie einen Teil der besonders bedenklichen UV-Strahlung herausfiltern. Wenn man in der sonnenarmen Jahreszeit nicht darauf verzichten will, führt man nicht häufiger als alle zwei Wochen eine Bestrahlung durch. Das sorgt für eine leichte Bräune und wird meist gut vertragen.

Abhärtende Wasseranwendungen

Die Reize, die Wasser auf die Haut ausübt, trainieren die Gefäße, regen die Durchblutung, den Stoffwechsel und die Abwehrfunktionen an. Die beste Wirkung erzielt man durch kaltes Wasser, das heute aber viele verweichlichte Menschen nicht mehr gut vertragen. Deshalb wird man zumindest anfangs wechselwarme oder milde kalte Anwendungen vorziehen und erst nach Gewöhnung zu anstrengenderen Kaltanwendungen übergehen.
Wechselduschen eignen sich besonders gut zur Hautpflege und Abhärtung und lassen sich einfach mit der täglichen Reinigung kombinieren. Zunächst duscht man drei Minuten warm (39 bis 40 °C) und reinigt dabei die Haut. Dann schaltet man plötzlich für 10 Sekunden auf kalt um und danach schnell wieder für drei Minuten auf warm. Beendet wird mit zehn Sekunden

kalt, anschließend frottiert man die Haut kräftig trokken. Am besten führt man die Wechseldusche morgens durch, das belebt.

Fußwechselbäder reichen bis zur Mitte der Wade; die Bezeichnung ist irreführend, hat sich aber seit Pfarrer *Kneipp* eingebürgert, weil man in seiner Allgäuer Heimat das ganze Bein als Fuß bezeichnet. Man benötigt dazu zwei große Eimer, einer gefüllt mit 38 bis 39 °C warmem, der andere mit kaltem Wasser. Im warmen Wasser badet man beide Beine drei Minuten lang, wechselt dann für fünfzehn Sekunden ins kalte Wasser und kehrt sofort ins warme zurück. Das wiederholt man zweimal, beendet wird immer kalt. Danach frottiert man kräftig trocken.

Armwechselbäder werden sinngemäß in gleicher Weise durchgeführt. Zunächst taucht man beide Arme mit den Händen voran für drei bis vier Minuten in die Wanne mit 38 bis 39 °C warmem Wasser, danach für zwanzig Sekunden ins kalte Wasser und sofort für drei bis vier Minuten zurück ins warme Bad. Insgesamt wechselt man dreimal zwischen warm und kalt, beendet stets kalt und trocknet danach gut ab.

Zur *Abwaschung* des ganzen Körpers benötigt man ein passend zusammengefaltetes Leintuch oder einen groben Waschhandschuh. Man taucht ihn ins kalte Wasser und wäscht wie folgt ab: Rechter Handrücken, außen am Arm zur Schulter, innen zurück zur Handfläche; neu anfeuchten; Hals, rechte Schulter, rechte Rückenhälfte abwärts, rechte Gesäßhälfte, hinten am Bein zur Ferse; neu anfeuchten; innen am rechten Bein empor, über die rechte Bauchhälfte zur Brust; neu anfeuchten und in gleicher Reihenfolge die linke Körperhälfte abwaschen; zum Schluß die rechte und linke Fußsohle.

Die Abwaschung wirkt mild abhärtend und durchblutungsfördernd, wenn man sie ein- bis zweimal am Tag durchführt.
Zur Gesichtspflege eignen sich neben dem bei fetter Haut beschriebenen Kamillendampf noch kalte Bäder und Güsse.
Gesichtsbäder führt man in einer ausreichend großen Schüssel durch, in der das Gesicht bis zu den Schläfen ins Wasser eintauchen kann. Das Bad dauert zwanzig bis dreißig Sekunden und kann einmal zum Atemholen unterbrochen werden. Es fördert die Durchblutung und Abwehrkraft und strafft die Haut.
Gesichtsgüsse erfolgen mit einem Schlauch, der über ein Ansatzstück am Wasserhahn angeschlossen wird (gibt es in Reformhäusern und im Sanitätsfachhandel). Der Wasserdruck wird so eingestellt, daß das Wasser aus der senkrecht nach oben gehaltenen Schlauchöffnung eine Handbreit hoch heraussprudelt. Zur Begießung hält man die Mündung fünf bis zehn Zentimeter von der Haut entfernt. Der Guß beginnt rechts unter der Schläfe, wird nach unten, über das Kinn und auf der anderen Seite hinauf zur linken Schläfe geleitet; dann streicht man mehrmals quer über die Stirn und in mehreren Längsstrichen von den Augenbrauen zum Kinn; zum Schluß wird der Wasserstrahl von der rechten Schläfe aus einmal oval um das ganze Gesicht herumgeführt. Die Wirkung entspricht der des Gesichtsbads.
Weitere Wasseranwendungen zur Hautpflege und Abwehrsteigerung sind möglich, müssen aber meist mit dem Therapeuten abgesprochen werden. Deshalb sollen sie hier nicht näher vorgestellt werden.

Regelmäßig in die Sauna

Saunen wirken durch den Wechsel zwischen extrem trockenheißer und kalter Luft und kaltem Wasser sehr abhärtend. Die Gefäße werden trainiert, die Stoffwechsel- und Abwehrfunktionen angeregt, und mit dem Schweiß scheidet man viele Schlacken aus. Der regelmäßige Saunabesuch einmal pro Woche eignet sich deshalb gut zur ergänzenden Hautpflege und Abwehrsteigerung.
Die Sauna strengt zwar längst nicht so an, wie oft befürchtet wird, aber manche Menschen vertragen sie nicht. Deshalb befragt man den Therapeuten, ob Gegenanzeigen (zum Beispiel ernstere Herz-Kreislauf-Störungen) bestehen, die besondere Vorsichtsmaßnahmen erfordern oder den Saunabesuch verbieten.
Normalerweise dauert der Aufenthalt im Saunaraum zwei- bis dreimal je zehn bis fünfzehn Minuten. Dazwischen geht man jeweils für einige Minuten zur Abkühlung an die Luft, unter die kalte Dusche oder ins kalte Tauchbad.
Wenn die Sauna gut vertragen wird, trägt sie viel zur Haut-, Gesundheitspflege und Aktivierung des Immunsystems bei. Außerdem macht das Saunen Spaß, und man fühlt sich hinterher erfrischt und belebt.

Seelisch-geistige Hautpflege und Abwehrsteigerung

Je mehr Erkenntnisse die moderne psychosomatische Medizin gewinnt, desto deutlicher wird, daß seelisch-geistige Vorgänge maßgeblichen Einfluß auf den Körper nehmen und über Gesundheit oder Krankheit entscheiden. Das gilt auch für die Haut und die Abwehrfunktionen. Im Sinne der Ganzheitsmedizin, die von der körperlich-seelischen Einheit ausgeht, gehören deshalb auch psychologische Methoden zur Pflege der Haut und des Immunsystems.

Die Haut als Spiegel der Seele

Den Zusammenhang zwischen Haut und Seele kennt der Volksmund schon lange. Das kommt in vielen Redensarten zum Ausdruck. So sagt man zum Beispiel jemandem nach, er hätte »ein dickes Fell« oder sei »zu dünnhäutig«, ein Erlebnis kann »unter die Haut gehen«, eine Situation ist »zum Aus-der-Haut-Fahren«, oder man kann eben nicht »aus seiner Haut«. Die Erfahrungen mit chronisch Hautkranken in der Praxis bestätigen solche Volksweisheiten; die Betroffenen brauchen oft eher seelische Hilfe als eine Hautbehandlung. Psychologisch betrachtet ist die Haut ein »soziales Kontaktorgan«, mit dem wir uns anderen präsentieren. Sie spiegelt also unter anderem soziale Einstellungen wider. Unreinheiten, Entzündungen und Ausschläge können zum Beispiel auf ungelöste Probleme hinweisen, die verdrängt wurden und nun symbolisch zum Vorschein kommen und sich durch Hautleiden ins Bewußtsein rufen wollen. Sehr häufig stehen hinter Hautproblemen auch sexuelle Schwierigkeiten, denn die Haut stellt eine Art »erogener Zone« dar, die Zärtlichkeiten und andere sexuelle Reize aufnimmt. Typisches Beispiel ist die Pubertätsakne, die sich mit aus der Angst vor der erwachenden, für die jungen Menschen noch unbekannten Sexualität erklärt. Die Akne soll das andere Geschlecht gleichsam vor Kontaktversuchen »abschrecken«, die man einerseits ersehnt, andererseits aber fürchtet. Schließlich können Hautleiden (vor allem juckende) unterdrückte Aggressionen zum Ausdruck bringen. Das Jucken zwingt zum Kratzen als symbolischer Aggression, die sich gegen die eigene Person richtet.

Nun muß man natürlich nicht in jedes Hautproblem eine psychische Ursache »hineingeheimnissen«. Aber gerade bei chronischen Hautleiden, die auf keine Behandlung richtig ansprechen, lohnt sich die Frage: Worauf will mich dieses Signal der Seele hinweisen? Bei der Antwort darauf helfen folgende Fragen oft weiter:

- Bin ich zu überempfindlich oder zu unsensibel im Umgang mit anderen?
- Isoliere ich mich zu stark, weil ich meine Sehnsucht nach sozialen und/oder sexuellen Kontakten nicht zulasse – und warum kann ich das nicht?
- Habe ich Konflikte, Probleme oder Aggressionen verdrängt, die nun symbolisch eine Lösung fordern?

Wenn man solche Fragen aufrichtig beantwortet, gewinnt man oft überraschende Einsichten, die das ganze Leben positiv verändern können.

Immunfunktionen und Seelenleben

Der Zusammenhang zwischen Immunsystem und Seelenleben kann heute noch nicht genau erklärt werden. Einige Wissenschaftler nehmen an, daß bestimmte Gehirnareale sowohl für seelische Vorgänge als auch für

Abwehrfunktionen zuständig sind, aber sicher nachgewiesen wurde das noch nicht. Praktische Erfahrungen erhärten jedenfalls, daß das Seelenleben das Immunsystem stark beeinflußt. So erlebt man zum Beispiel in der Praxis immer wieder, wie selbst schwerste Krankheiten, bei denen keine Heilungschancen mehr zu bestehen scheinen, in kurzer Zeit ausheilen. Das läßt sich meist nur aus psychischen Einflüssen erklären.
Als Vermittler zwischen Seelenleben und Immunsystem kommt vornehmlich das vegetative Nervensystem in Frage, dessen Zentren im Gehirn sitzen. Außerdem spielt das Hormondrüsensystem, das eng mit dem vegetativen Nervensystem zusammenarbeitet, dabei eine Rolle. Alle seelischen Vorgänge, die im Gehirn biochemische Spuren hinterlassen, werden von diesen beiden großen Regel- und Steuersystemen aufgenommen und greifen in zahlreiche Körperfunktionen ein. Positive Erwartungen, Gefühle und ähnliche angenehme psychische Faktoren stärken so die körpereigene Abwehr, während Enttäuschungen, Konflikte, Sorgen und negative Gefühle den »inneren Arzt« schwächen. Vereinfacht gesagt: Wir sind so gesund oder krank, wie wir uns denken und fühlen. Das gilt für banale Infekte, etwa eine Erkältung, ebenso wie für eine lebensbedrohliche Krebskrankheit.

Entspannung mit positiver Selbstbeeinflussung

Grundlage der seelisch-geistigen Haut- und Abwehrpflege bildet tägliches Entspannungstraining. In tiefer Entspannung regeneriert sich der Körper, sammelt neue Energie und Widerstandskraft, seine Funktionen

werden wieder harmonisiert und Fehlsteuerungen ausgeglichen.
Da Entspannung eine natürliche Fähigkeit ist, bedarf es dazu nicht unbedingt besonderer Techniken. Manche Menschen schaffen es, einfach loszulassen und in tiefe Entspannung oder gar einen kurzen Schlaf zu versinken. Vielen fällt das Abschalten »auf Kommando« aber schwer, weil sie den Alltag nicht vorübergehend ausblenden können. Sie müssen die Entspannung mit Hilfe einer Technik systematisch einüben. Eine der bekanntesten Methoden dazu ist das vor über fünfzig Jahren von Professor *J. H. Schultz* eingeführte autogene Training. Es zeichnet sich durch seinen methodischen Aufbau aus, der das selbständige Training erleichtert. Die Entspannung wird schrittweise durch Vorstellungen von Schwere und Wärme herbeigeführt. Wenn Entspannung allein durch Vorstellungen nicht gelingt, empfiehlt sich die ähnlich wie autogenes Training aufgebaute progressive Relaxation. Dabei erlebt man Entspannung direkt, indem man die Muskeln in bestimmter Reihenfolge kurz anspannt und dann wieder lockert. Diese Erfahrung begünstigt oft den Übungserfolg.
Die bisherigen Methoden erscheinen einer wachsenden Zahl von Menschen zu »kopflastig«. Sie suchen eher eine Technik, bei der auch das Bedürfnis nach dem Mystischen befriedigt wird. Dann eignen sich Yoga und andere asiatische Meditationsverfahren oder die Selbsthypnose, die neuerdings bei uns wieder mehr Bedeutung gewinnt.
Alle Entspannungstechniken sollen unter fachlicher Anleitung erlernt und dann selbständig möglichst ein- bis zweimal am Tag geübt werden. Nur durch regelmäßiges Training gelangt man so weit, daß sich die Ent-

spannung rasch wie ein Reflex einstellt, sobald man mit dem Üben beginnt. Der Erfahrene kann sich praktisch überall kurz in tiefe Entspannung versetzen.
In tiefer Entspannung wird das Unbewußte aufnahmefähiger für positive Autosuggestionen, die man als universale Lebenshilfe anwenden kann. Zunächst umreißt man dazu klar ein Ziel und entwickelt dazu eine positive Vorstellung. Diese prägt man sich jedesmal, wenn man die tiefe Entspannung erreicht hat, dreißigmal hintereinander im Geiste ein. Sobald sie durch die Wiederholungen im Unbewußten verankert ist, erfüllt sie sich automatisch. Das dauert manchmal nur wenige Tage, oft einige Wochen, seltener auch Monate.
Positive Selbstbeeinflussung kann praktisch bei allen körperlichen und psychischen Störungen im Lauf des Lebens helfen. Speziell zur Pflege der Haut und Anregung der Abwehrkräfte kann man sich zum Beispiel die folgenden Vorstellungen einprägen:

> »Ich bin und bleibe vollkommen gesund – meine Haut ist strahlend schön.«
> oder
> »Ich fühle mich wohl in meiner Haut – bin jeder Krankheit gewachsen.«

Die individuell richtige Vorstellung muß sorgfältig formuliert werden, damit sie angenommen wird. Wenn man selbst damit zufrieden ist, wirkt sie im allgemeinen am besten.

Ausreichend »Schönheitsschlaf«

Die Volksmedizin empfiehlt ausreichend Schlaf schon lange zur Hautpflege. Neuere wissenschaftliche Erkenntnisse bestätigen, daß dieser Rat richtig ist, denn die Hautzellen regenerieren sich vor allem im Schlaf gut. Außerdem schafft der Schlaf auch die Voraussetzungen für eine intakte Körperabwehr.

Wie lange man schlafen soll, um die Haut- und Abwehrfunktionen zu fördern, läßt sich nicht pauschal festlegen, denn der Schlaf-Wach-Rhythmus ist individuell verschieden. Manche Menschen kommen mit weniger als sechs Stunden Schlaf aus und fühlen sich wohl dabei, andere sind erst nach neun oder zehn Stunden wirklich ausgeschlafen. Diesem persönlichen Rhythmus sollte man so weit wie möglich folgen. Im Durchschnitt beträgt der Schlafbedarf eines Erwachsenen sieben bis acht Stunden. Dabei scheint der Schlaf vor Mitternacht besonders wichtig für die Regeneration zu sein, so daß man möglichst gegen zweiundzwanzig Uhr zu Bett gehen sollte. Es gibt aber auch Menschen, die erst nach Mitternacht die richtige »Bettschwere« spüren; sie folgen ihrem eigenen Rhythmus, sonst kann es zu Einschlafstörungen kommen.

Wenn der Schlaf häufiger gestört ist, wirkt sich das ungünstig auf die Haut und das Immunsystem aus. Trotzdem darf man nicht gleich zur Schlaftablette greifen, die nur kurze Zeit wirkt, einen künstlichen Schlaf erzwingt und bei längerer Anwendung zur Abhängigkeit führen kann. Auf natürliche Weise helfen Entspannungsübungen vor dem Schlafengehen, die das Abschalten erleichtern. Außerdem muß man dafür sorgen, daß das Bett mit guten Matratzen und einem Lattenrost ausgestattet ist. Hilft das alles nichts, sollte man durch eine Untersuchung klären lassen, ob die Schlafstörungen durch eine Krankheit entstehen (das ist aber selten der Fall).

Pflanzliche Schlafhilfen mit Baldrian, Hopfen, oft ergänzt durch Johanniskraut, Mistel und/oder Weißdorn, dürfen bei Bedarf auch längere Zeit eingenommen werden. Eine Abhängigkeit ist davon nicht zu befürchten.

Aktionsprogramm: Tägliche Hautpflege und Stärkung der Abwehr

Das nachstehende Programm stellt nochmals übersichtlich zusammen, wie man jeden Tag die Haut ganzheitlich pflegen und das Immunsystem aktivieren kann. Dieses Programm sollte möglichst das ganze Leben lang beibehalten werden.

Vor dem Aufstehen:
Entspannungsübungen mit positiver Selbstbeeinflussung.

Nach dem Aufstehen:
Fünf bis zehn Minuten Gymnastik unter offenem Fenster;
Wechseldusche - warm zur Hautreinigung, kalt zur Abhärtung;
Körperlotion in die noch feuchte Haut einmassieren;
typgerechte Tagescreme für das Gesicht auftragen;
vollwertiges Frühstück.

Zwischen 9 und 10 Uhr:
Kleine Zwischenmahlzeit.

Mittags zwischen 12 und 13 Uhr:
Vollwertiges Mittagessen;

kurze Entspannungspause, um den toten Punkt zu überwinden, der um diese Zeit oft eintritt (Entspannungsübungen);
bei ausreichend langer Mittagspause dreißig Minuten flottes Gehen.

Zwischen 15 und 15.30 Uhr:
Kleine Zwischenmahlzeit.

Nach Feierabend:
Kurze Entspannungspause (wenn man Entspannungsübungen gut beherrscht);
dreißig Minuten flottes Gehen (wenn nicht schon mittags trainiert wurde).

Zwischen 18 und 19 Uhr:
Vollwertiges leichtes Abendbrot;
spätestens jetzt dreißig Minuten flottes Gehen (wenn nicht schon vorher geschehen).

Am Abend:
Ein- bis mehrmals wöchentlich Spezialpflege je nach Hauttyp, zum Beispiel verschiedene Gesichtsmasken, Kamillendampfbäder, Wasseranwendungen oder Saunabesuch (in die Sauna kann man auch zu anderen Zeiten gehen).

Vor dem Schlafengehen:
Fünf bis zehn Minuten Gymnastik unter offenem Fenster;
Gesichtsreinigung und Auftragen der typgerechten Nachtcreme;
bei Bedarf Reinigung des übrigen Körpers;

im Bett Entspannungsübungen mit positiver Selbstbeeinflussung.

Abweichungen vom obigen Schema können je nach persönlichen Lebensumständen notwendig sein. Aber auch dann behält man alle Maßnahmen dieses Programms bei.

Kranke Haut – schwache Abwehr

Ganzheitstherapie bei Hautleiden und Immunschwäche

Wenn die Haut krank ist, kann sie ihre Funktionen im Immunsystem wahrscheinlich nicht mehr erfüllen, blockiert sogar Teile des allgemeinen Abwehrsystems. Deshalb darf man Hautleiden nie auf die leichte Schulter nehmen und, wie es oft üblich ist, die Symptome nur kosmetisch abdecken oder massiv unterdrücken. Notwendig ist vielmehr die umfassende Ganzheitstherapie von innen und außen, die bei Bedarf das Seelenleben mit einbezieht.

Hautkrankheiten sind auf dem Vormarsch

Seit einiger Zeit wird man in der Praxis immer häufiger mit Hautkrankheiten konfrontiert. Oft handelt es sich um Patienten, die schon jahrelang darunter leiden und auch durch starke Medikamente nur vorübergehende Besserung, aber keine dauernde Heilung erzielten.

Verbreitung der Hautleiden

Da es keine offizielle Statistik über die Häufigkeit von Hauterkrankungen gibt, kann man die Zahl der Betroffenen nur schätzen. Fachleute gehen davon aus, daß in den westlichen Industrienationen heute schon bis zu 15 Prozent der Bevölkerung hautkrank sind und die Tendenz nach oben weist. Das bedeutet allein für die alte Bundesrepublik Deutschland ein Heer von etwa neun Millionen Patienten. Diese Zahlen sind aber vage, weil viele Hautleiden selbst behandelt werden; deshalb muß man vermutlich von noch mehr Hautkranken ausgehen.

Dabei fällt auf, daß die Hautleiden zunehmend Säuglinge und Kinder betreffen. Neben der Pubertätsakne, die in unterschiedlich schwerer Form die meisten Jugendlichen betrifft, stehen die allergischen Hautreaktionen im Vordergrund. Wachsende Bedeutung gewinnt auch der Hautkrebs, von dem manche Fachleute fürchten, daß er in den nächsten Jahrzehnten epidemieähnliche Formen annehmen kann.

Die häufigsten Ursachen

Die deutliche Zunahme der Hautleiden steht in engem Zusammenhang mit der heute üblichen Lebens- und Ernährungssituation. Falsche Kost und schädliche Umwelteinflüsse belasten die Haut zu stark und stören das Immunsystem, so daß es überempfindlich auf normale Reize reagiert. Zu wenig Bewegung an der frischen Luft und Sonne trägt gleichfalls mit zu Hautleiden bei, andererseits wird die Haut aber zwischendurch bei übertriebenen Sonnenbädern oft erheblich geschädigt. Nicht zuletzt können Hautkrankheiten auch als seelische Signale auf psychische Störungen hinweisen, wie sie heute verbreitet sind. Diesem geballten Ansturm schädlicher Einflüsse ist die Haut nicht mehr gewachsen.

Falsche Ernährung »verschlackt« den Körper

Die Fehler und Folgen der üblichen Zivilisationskost wurden bei der »Hautdiät« bereits erklärt. In erster Linie trägt diese Ernährungsweise dazu bei, daß im Körper viele Schlacken entstehen. Sie können oft nicht schnell genug über Darm und Nieren ausgeschieden werden und lagern sich dann in den Geweben ab. Das führt zu vielfältigen Beschwerden, unter anderem Hauterkrankungen und Abwehrschwäche.

Oft versucht die Haut, den anderen Ausscheidungsorganen »beizustehen«, indem sie die Schlacken mit dem Schweiß vermehrt zu entfernen versucht. Dadurch wird sie überfordert und reagiert auf die Belastung häufig mit chronischen Unreinheiten, Entzündungen und Eiterungen. Diese Symptome sind nach Auffassung der Biomedizin zu Krankheiten verstärkte, aber im Grunde nützliche Ausscheidungsprozesse. Sie dürfen nicht massiv durch chemische Arzneimittel unterdrückt werden, sonst verschwinden zwar die Hauterscheinungen, aber die Krankheit kann »nach innen schlagen« und ernstere Gesundheitsstörungen verursachen.

Abgesehen von der Verschlackung begünstigt falsche Ernährung die Hautkrankheiten auch noch, weil sie zu wenig »Hautvitamine« zuführt. Diese sind ständig notwendig, um die Hautfunktionen und die Abwehrkraft der Haut zu erhalten. Auch leichte chronische Mangelzustände, die infolge falscher Ernährung oft bestehen, erhöhen im Lauf der Zeit die Anfälligkeit der Haut für verschiedene Erkrankungen.

Mangel an Licht und Luft

Es ist kein Widerspruch, wenn man den Mangel an Licht als Ursache von Hautleiden anführt, aber gleichzeitig vor Übertreibungen beim Sonnenbaden warnt. Was die Haut für ihre Gesundheit und Abwehrkraft braucht, sind keine ausgedehnten Sonnenbäder, bei denen man lange Zeit in der prallen Sonne schmort, und auch keine regelmäßigen künstlichen UV-Bestrahlungen. Sie benötigt die mäßige Sonnenbestrahlung bei der Bewegung an der frischen Luft, wobei man zwischen Licht und Schatten wechselt. Die Sonnenstrahlen dringen übrigens auch bei bedecktem Himmel teils durch die Wolken, man erhält die notwendige UV-Dosis also fast immer, wenn man jeden Tag für dreißig Minuten ins Freie geht. Wer das nicht beherzigt, läuft Gefahr, seine Haut und die Abwehrkraft entweder durch Lichtmangel oder zu reichliches Sonnenlicht so zu schädigen, daß sie krank wird.

Bewegungsmangel ist meist auch die Ursache dafür, daß die Haut zu wenig Luft bekommt. Zwar sind wir auf den geringen Gasaustausch zwischen Haut und Umgebung nicht angewiesen, weil wir genug Luft über die Lungen aufnehmen, aber die frische Luft ist zur Abhärtung der Haut unentbehrlich. Luftmangel läßt die Haut schlaff, blaß und unansehnlich wirken und fördert Erkrankungen.

Da der Bewegungsmangel heute weit verbreitet ist, trägt der damit verbundene Mangel an Frischluft und vernünftiger Sonnenbestrahlung viel zu Hautleiden und Abwehrschwäche bei. Dabei genügte schon der tägliche flotte Spaziergang von dreißig Minuten, um diese Krankheitsursachen auszuschalten.

Umwelteinflüsse strapazieren die Haut

Spitzfindige »Bewegungsmuffel« könnten einwenden, daß beim Aufenthalt im Freien mehr Schadstoffe auf die Haut treffen. Das läßt sich nicht ganz von der Hand weisen, denn die Umweltverschmutzung gefährdet Haut und Immunsystem. Aber davor kann man sich auch nicht zuverlässig schützen, wenn man vorwiegend in geschlossenen Räumen bleibt. Darin ist die Luft teilweise noch schlechter als an einer vielbefahrenen Straßenkreuzung. Außerdem ist der Nutzen frischer Luft im allgemeinen größer als die damit verbundene Gefährdung durch Schadstoffe.

Trotzdem versucht man natürlich, den Schadstoffen so gut wie möglich zu entgehen, denn sie strapazieren die Haut erheblich. Zur Bewegung im Freien sucht man Wege fernab von Straßen und Industrieanlagen, wo die Luft noch reiner ist. Beachten muß man außerdem, daß Wohn- und Arbeitsräume aus verträglichen Baustoffen bestehen und mit Möbeln aus natürlichem Material eingerichtet sein müssen, weil die Haut sonst ständig schädlichen Ausgasungen ausgesetzt werden kann. Und schließlich muß auf vollwertige Kost aus biologischem Anbau geachtet werden, denn auch die Schadstoffe in der Nahrung tragen zu Hautleiden bei. Es ist heute unmöglich geworden, den allgegenwärtigen Umweltschadstoffen zu entgehen, aber verringern kann man sie schon. Das schützt so gut wie möglich vor umweltbedingten Hauterkrankungen.

Allergische Reaktionen werden immer häufiger
Überschießende Reaktionen des chronisch überforderten Immunsystems nehmen ständig zu. Bisher ist nicht geklärt, ob dabei auch die gestörten Abwehrfunktionen der Haut eine Rolle spielen. Nach den neuesten Erkenntnissen über ihre Bedeutung als Teil des Abwehrsystems ist das durchaus vorstellbar. Vielleicht steht am Anfang mancher allergischen Krankheiten ein Hautschaden, der das gesamte Immunsystem stört.
An der Haut machen sich allergische Reaktionen vor allem durch Ausschläge und Ekzeme bemerkbar. Sie entstehen teils durch direkten Kontakt mit Allergenen, teils treten sie durch Stoffe auf, die zum Beispiel mit der Nahrung aufgenommen wurden.
Die chronische reizbare Schwäche des Immunsystems, die Überreaktionen provoziert, hat vielfältige Ursachen. Falsche Ernährungs- und Lebensweise, seelische Einflüsse, zum Teil auch Erbanlagen schaffen die Grundvoraussetzungen dafür. Hinzu kommen Schadstoffe der Umwelt, Nahrungsmittelzusätze, Medikamente und andere künstliche Allergene. Sie bringen vermutlich als »letzter Tropfen« das Faß schließlich zum Überlaufen.

Hautleiden als Signale der Seele

Der moderne Mensch neigt zur »Kopflastigkeit«, lebt also vorwiegend aus dem Verstand. Gefühle und andere irrationale seelische Vorgänge werden kontrolliert und nur begrenzt zugelassen, weil in der Industriegesellschaft Logik, Vernunft und Willen gefragt sind. Dadurch geht die innere Einheit verloren, und

es kommt zu zahlreichen körperlichen und seelischen Störungen.
Die Zahl der Krankheiten, bei denen psychische Hintergründe nachgewiesen wurden, nahm in den letzten Jahren stetig zu. Auch für Hautleiden stellte man solche seelischen Faktoren fest. Oft will das Seelenleben damit auf unterdrückte psychische Inhalte hinweisen, die aus dem Bewußtsein verdrängt wurden, zum Beispiel uneingestandene oder enttäuschte Gefühle, ungelöste Konflikte, versteckte Aggressionen und sexuelle Kontaktängste. Wahrscheinlich spielen sie bei vielen, vor allem häufig wiederkehrenden oder chronischen Hautleiden eine mehr oder minder wichtige Rolle.
Bei der seelisch-geistigen »Hautpflege« stellten wir schon einige Fragen zusammen, die man sich bei Hautkrankheiten stellen sollte, um mögliche psychische Ursachen aufzuhellen. Im Grunde geht es immer darum, im Einklang mit sich selbst zu leben, auch die vermeintlich »dunklen Seiten« der eigenen Person anzunehmen. Dann hat die Haut es nicht mehr nötig, symbolisch durch Krankheiten darauf hinzuweisen, daß man zu viele Eigenschaften unterdrückt und verdrängt.

Grundbehandlung der Hautkrankheiten

Die Basistherapie bei Hautleiden gleicht teilweise den vorbeugenden Maßnahmen zur Hautpflege. Sie sollen die Haut von innen und außen zur Selbstheilung anregen, damit sie die Krankheitsursachen aus eigener Kraft dauerhaft überwindet.

Diät zur Umstimmung und Entschlackung

Während die »Hautdiät« zur Pflege von innen den Grundsätzen der normalen Vollwertkost entspricht, muß bei Hautleiden eine regelrechte Diät eingehalten werden. Sie soll vor allem gründlich entschlacken und umstimmen, also die Abwehrkräfte fördern. Dazu eignen sich vor allem kurze Fasten-, Rohkost- und Saftkuren.

Heilfasten zu Hause

Hartnäckige Hautkrankheiten sprechen auf Fastenkuren zu Hause oft gut an. Das Fasten wirkt so stark, daß man es auch als »Messer der inneren Medizin für unblutige Operationen« bezeichnet. Die Heilwirkung kommt vor allem durch folgende Veränderungen der Körperfunktionen zustande:

- Umstimmende Reizwirkung auf die Abwehr- und Selbstheilungsfunktionen, die durch Fasten stark angeregt werden.
- Gründliche Entschlackung und Entgiftung, weil der Körper beim Fasten die Schlackenablagerungen in den Geweben abbaut und mangels Nahrungszufuhr keine neuen Schlacken entstehen.

Außerdem wird das vegetative Nervensystem und Seelenleben umgestimmt und harmonisiert. Das trägt mit zur Selbstheilung bei.

Längere Fastenkuren, die bei chronischen Hautleiden manchmal notwendig sind, werden stets in der Klinik oder im Sanatorium durchgeführt. Zu Hause darf man nur drei bis fünf Tage ununterbrochen fasten, kann das bei Bedarf aber mehrmals jährlich wiederholen. Die kurze Fastenkur läuft wie folgt ab:

Vorfastentag: Am Tag vor der Kur verzichtet man auf tierische Nahrung und ißt nur noch Rohkost und Müsli, trinkt Säfte und Mineralwasser. Die Kalorienzufuhr wird auf etwa 1200 begrenzt.

Fastentage: An den drei bis fünf Fastentagen trinkt man über den Tag verteilt etwa 2 Liter Mineralwasser und drei bis fünf Tassen Kräutertee ohne Milch und Zucker, andere Getränke oder feste Nahrung gibt es nicht. Die reichliche Flüssigkeitszufuhr ist notwendig, damit die Schlacken ausgeschwemmt werden. Jeden zweiten Tag nimmt man zur Darmreinigung Glaubersalz ein oder führt einen Einlauf durch. Die Leistungsfähigkeit wird durch Fasten nicht eingeschränkt, man kann also der Arbeit nachgehen und sich ausreichend an der frischen Luft bewegen. Entspannungsübungen und ausreichend Schlaf fördern die seelisch-nervöse Umstimmung.

Fastenbrechen: Das zweitägige Fastenbrechen am Ende der Kur ist notwendig, um die normale Vollwertkost wieder aufzubauen. Am ersten Tag ißt man nur etwas frisches Obst und mäßig magere gesäuerte Milchprodukte, am zweiten Tag Rohkost, gedünstete Gemüse und andere pflanzliche Nahrungsmittel. Erst am dritten Tag geht man zur Normalkost über.

Fastenkuren sollten mit dem Therapeuten besprochen werden, der bei Bedarf besondere Vorsichtsmaßnahmen verordnen wird.

Rohkost- und Saftkuren

Wer nicht streng fasten will, kann eine fünf bis sieben Tage dauernde Kur mit Rohkost oder Säften durchführen.

Die Wirkung dieses »gemäßigten« Fastens fällt milder als bei strenger Nulldiät aus.
Für den Vorfastentag und das Fastenbrechen gilt, was oben beim Fasten erklärt wurde. Die eigentlichen Kurtage laufen wie folgt ab:

Rohkostkur: Morgens, mittags und abends verzehrt man anstelle der üblichen Hauptmahlzeiten frische Salate und Gemüserohkost, zubereitet mit etwas Magerquark oder Keimöl und mit Gewürzen abgeschmeckt. Zum zweiten Frühstück und nachmittags ißt man frisches Obst. Insgesamt soll die tägliche Nahrungsmenge 600 bis 700 Kalorien nicht übersteigen. Jeden Tag verwendet man mehrere Obst- und Gemüsesorten, um die Kur abwechslungsreicher zu gestalten und alle Vitalstoffe zuzuführen.

Saftkur: Bei dieser Kur nimmt man täglich je 300 g Obst- und Gemüsesaft und 150 g Kräutersaft ein. Sie werden in fünf Portionen über den Tag verteilt in kleinen Schlucken verabreicht, die man wie guten Wein »kaut«. Die Säfte kann man portionsweise frisch auspressen oder fertig (am besten im Reformhaus) kaufen.

Zusätzlich trinkt man bei Rohkost- und Saftkuren ebenfalls 1,5 bis 2 Liter Mineralwasser und drei Tassen Kräutertee am Tag. Jeden zweiten Tag wird der Darm durch Glaubersalz oder Einläufe gereinigt. Vor der Kur soll der Therapeut befragt werden.

Andere Diätformen

Es gibt noch einige andere Diätkuren, die bei Hautleiden helfen können. Empfehlenswert sind zum Beispiel Mayrkuren mit altbackenen Semmeln und Sauermilch

oder Schrothkuren. Sie dauern längere Zeit und müssen vom Therapeuten verordnet und überwacht werden.
Bei Darmträgheit, die häufig mit zu Hautleiden beiträgt, eignet sich die Backpflaumenkur. Abends weicht man sechs bis zwölf Backpflaumen in kaltem Wasser ein und verzehrt sie morgens nüchtern mitsamt dem Einweichwasser. Anstelle von Pflaumen kann man auch Feigen, Rosinen und andere Trockenfrüchte verwenden. Die Kur darf längere Zeit durchgeführt werden, bis der Stuhlgang wieder regelmäßig funktioniert.
Weitere Diäten müssen nicht mehr vorgestellt werden, weil sie grundsätzlich vom Therapeuten zu verordnen sind.

Kuren zur »Blutreinigung«

Fasten-, Rohkost- und Saftkuren entschlacken den Körper gründlich. Solche tiefgreifenden Kuren sind aber nicht immer notwendig zur »Blutreinigung«. Man kann auch nur die Brennessel-Löwenzahn-Kur durchführen, die bei der Hautpflege von innen beschrieben wurde. Ergänzend empfiehlt es sich dann, während der Kur streng vegetarische Ernährung mit viel Rohkost zu sich zu nehmen, damit nicht gleich wieder zu viele Schlacken entstehen, und reichlich Mineralwasser zu trinken, damit die Schlacken aus den Geweben geschwemmt werden.
Andere pflanzliche und homöopathische Mittel zur Entschlackung verordnet bei Bedarf individuell der Therapeut.
Wer zu Hautleiden neigt, sollte die »Blutreinigung«

regelmäßig vorbeugend, nicht erst zur Behandlung durchführen. Das entlastet die Haut als Ausscheidungsorgan und beseitigt Blockaden des Immunsystems durch Verschlackung. Die günstigen Zeiten für die Kur sind das Frühjahr und der Herbst.

Umstimmung bei Hautallergien

Durch Umstimmungstherapie werden die körpereigenen Abwehr- und Selbstheilungsregulationen harmonisiert. Bei Hautallergien bedeutet das vor allem, die reizbare Schwäche des Immunsystems zu beseitigen, damit keine Überreaktionen mehr auftreten.
Wenn die Allergene genau bekannt sind, kann der Therapeut eine spezifische Desensibilisierung durchführen. Dabei werden die Allergene zunächst in sehr geringen Dosen eingespritzt, die keine allergischen Symptome auslösen, und allmählich höher dosiert. So gewöhnt sich das Immunsystem langsam daran und verträgt die Allergene schließlich auch in normalen Mengen, wie sie von außen einwirken. Bisher kann diese Therapie aber nur bei einem kleinen Teil der allergischen Krankheiten durchgeführt werden und erzielt keineswegs immer den erhofften Erfolg.
Als Alternative kommt die unspezifische Desensibilisierung in Frage. Sie richtet sich nicht gezielt gegen einzelne Allergene, sondern stimmt das Immunsystem insgesamt um. Dazu stehen verschiedene Heilmittel zur Verfügung, die teilweise durch Hautreizung die Abwehr harmonisieren. Alle diese Heilverfahren kann nur der Therapeut durchführen.
Unspezifische Desensibilisierung empfiehlt sich auch,

wenn die gezielte Desensibilisierung möglich ist, als Begleittherapie. Sie verhindert dann durch ihre Allgemeinwirkung vor allem, daß anstelle der früheren neue allergische Krankheiten auftreten, weil das Immunsystem insgesamt umgestimmt wird.
Mit der bloßen Unterdrückung allergischer Hautsymptome durch Antihistaminika, Cortison und ähnliche Antiallergika darf man sich nie zufriedengeben. Sie sollten allenfalls vorübergehend verwendet werden, bis die ursächliche Umstimmung wirksam wird.

Reinigung der kranken Haut

Bei Hautleiden ist besonders sorgfältige, aber schonende Reinigung notwendig, sonst verschlimmern sich die Krankheiten unter Umständen noch. Gewöhnliche Seifen eignen sich meist nicht, spezielle Seifen mit heilenden Bestandteilen (zum Beispiel Kamille oder Schwefel) verordnet stets der Therapeut. Bei den meisten Hautkrankheiten empfehlen sich die bei der Hautpflege beschriebenen, auf den natürlichen Säureschutz der Haut eingestellten Syndets zur schonenden Reinigung; sie unterstützen oft auch den Heilungsprozeß.
Wie oft die kranke Haut gereinigt werden soll, bestimmt der Therapeut. Manche Hautleiden erfordern mehrmalige Reinigung am Tag, bei anderen sollte man so wenig wie möglich waschen, um zusätzliche Hautreizungen zu vermeiden. Das läßt sich immer nur im Einzelfall entscheiden.

UV-Bestrahlungen als Heilmittel

Ultraviolette Strahlen trocknen die Haut aus, und sie schält sich leicht. UV-Strahlen fördern die Durchblutung und den Stoffwechsel der Haut, töten Krankheitserreger ab und steigern die Abwehrkräfte. Deshalb werden sie bei manchen Hautleiden therapeutisch genutzt. Sonnenbäder eignen sich dazu weniger gut, denn die natürliche UV-Strahlung kann nicht so genau wie die der Höhensonne dosiert werden.
In erster Linie kommen UV-Bestrahlungen bei Akne und Schuppenflechte in Frage. Da sie nicht immer gut vertragen werden, muß der Fachmann sie verordnen. Grundsätzlich nicht erlaubt sind die Bestrahlungen bei Ekzemen, die sich dadurch oft verschlimmern, und natürlich bei lichtallergischen Reaktionen. Aber auch eine Reihe anderer Hautleiden läßt die UV-Therapie nicht oder nur bedingt zu.
Ob UV-Bestrahlungen bei Neigung zu bestimmten Hautkrankheiten schon vorbeugend angewendet werden sollten, bestimmt ebenfalls der Therapeut. Wegen der bei der Abhärtung genannten Risiken übertriebener UV-Bestrahlungen ist jedenfalls immer Vorsicht geboten.

Psychotherapeutische Hilfen für die Haut

Wenn seelische Einflüsse an Hautkrankheiten beteiligt sind, führt die medizinische Behandlung allein nicht zur dauernden Heilung, die Symptome kehren häufig zurück. Dann kann man selbständig durch Entspannung und Autosuggestion versuchen, die psychischen

Hintergründe zu bewältigen. Bei ausgeprägten seelischen Störungen kann fachmännische Psychotherapie angezeigt sein.

Entspannung gegen Streß und Hektik
Streß, gleich welcher Art, kann die Hautfunktionen derart stören, daß sie krank wird. Bekannt ist zum Beispiel die Streßakne, eine akneähnliche Hauterkrankung, die durch seelisch-nervöse Belastungen entsteht. Aber auch bei vielen anderen Hautleiden spielen solche Belastungen oft eine Rolle.
Streß ist allgegenwärtig, sowohl im beruflichen als auch im privaten Lebensbereich. Ohne etwas Streß können wir nicht gesund bleiben, das Leben wäre sterbenslangweilig. Es geht also nicht darum, jeglichen Streß zu vermeiden, sondern richtig damit umzugehen. Unnötiger Dauerstreß soll natürlich abgebaut werden, damit man sich ausreichend erholen kann. Dazu finden sich genügend Möglichkeiten, wenn man die Lebensgestaltung selbstkritisch unter die Lupe nimmt. Oft läßt man sich zuviel aufbürden oder lädt sich freiwillig zuviel auf, um vielleicht die eigene Bedeutung zu unterstreichen. Wer das erst einmal eingesehen hat, kann meist einen Teil der Belastungen vermeiden.
Um dem restlichen Streß gewachsen zu bleiben, gilt es ferner, die persönliche Streßtoleranz zu erhöhen, um schädliche Überreaktionen zu verhindern. Dazu eignen sich regelmäßige Entspannungsübungen am besten. Autogenes Training, progressive Relaxation, Selbsthypnose, Yoga oder andere Meditationstechniken sind die wirksamsten »Streßbremsen«. Sie wurden bereits bei der seelisch-geistigen »Hautpflege« vorgestellt.

»Gesundschlafen« bei Hautleiden

Guter und ausreichender Schlaf allein kann Hautleiden zwar nicht heilen, ist aber für die Regeneration von Hautschäden unentbehrlich. Im Schlaf regenerieren sich die Hautzellen besonders gut, und die Abwehrkraft der Haut wird dadurch gestärkt. Die notwendigen anderen Heilverfahren können deshalb schneller und besser wirksam werden.

Wie lange man schlafen soll, läßt sich nicht pauschal festlegen, weil der Schlafbedarf individuell verschieden ist. Man kann schon nach sechs Stunden gut erholt erwachen, vielleicht aber auch neun Stunden Nachtschlaf benötigen. Zu wenig Schlaf ist ebenso ungünstig wie der Versuch, länger zu schlafen, als es dem eigenen Rhythmus entspricht. Wenn man die eigenen Reaktionen aufmerksam beobachtet, wird man bald zu den persönlich richtigen Schlafgewohnheiten finden.

Über Hilfen bei Schlafstörungen berichteten wir bereits bei der seelisch-geistigen »Hautpflege«.

Autosuggestionen fördern die Heilung

Bewußt können wir die Hautfunktionen nicht verändern, sie laufen automatisch ab. Es ist aber möglich, die Haut indirekt durch entsprechende Vorstellungen zu beeinflussen. Man prägt sie sich in tiefer Entspannung ein, und nach einiger Zeit beginnen sie, ohne Zutun des Willens aus dem Unbewußten zu wirken. Ein verblüffender Beweis für den Wert dieser Autosuggestion sind Warzen, die man in der Volksmedizin seit alters durch »Besprechen« (eine Form der Selbstbeeinflussung) behandelt.

Wenn Warzen nachweislich durch positive Vorstellungen verschwinden können, spricht nichts dagegen, daß man Autosuggestion auch bei anderen Hautleiden einsetzen kann. Die Formeln dazu müssen individuell ausgearbeitet werden, damit sie der persönlichen Problemsituation entsprechen und keine inneren Widerstände provozieren. Als Grundformel kann man sich zum Beispiel einprägen: »Meine Haut ist vollkommen gesund, glatt und rein.« Wenn das nicht genügt, hängt man noch eine Vorstellung an, die gezielt auf die Hautprobleme wirkt. Bei Entzündungen empfiehlt sich zum Beispiel »mein/e ... (betroffene Hautpartie einfügen) ist angenehm ein wenig kühl«, gegen Juckreiz stellt man sich vor »Jucken ganz gleichgültig, meine Haut ist ruhig und gelassen«. Bei der seelisch-geistigen »Hautpflege« wurde bereits beschrieben, wie man sich solche Vorstellungen einprägt.

Fachmännische Psychotherapie

Wenn die Ursachen psychosomatischer Hautleiden tiefer reichen, können sie durch Entspannung und Autosuggestion oft nicht genügend beeinflußt werden. Dann sollte man nicht zögern, bei einem Psychotherapeuten Hilfe zu suchen. Im Verlauf einer seelischen Behandlung lernt man die psychischen Wurzeln der Hauterkrankungen kennen, die vielleicht schon in der frühesten Kindheit ins Unbewußte verdrängt wurden, kann sie nachträglich verarbeiten und sich dadurch von ihrem Einfluß befreien.

Psychotherapie ist oft ein schmerzlicher Prozeß, denn man wird dabei mit Erfahrungen konfrontiert, die man am liebsten für immer vergessen hätte. Andererseits stellen aber auch chronische Hautkrankheiten einen starken seelischen Leidensdruck dar, den man nur loswird, wenn man die Augen vor unangenehmen Einsichten nicht verschließt. Ein »Makel« ist es gewiß nicht, sich einer Psychotherapie zu unterziehen. Das sollte ebenso selbstverständlich sein wie die Konsultation des Arztes bei körperlichen Erkrankungen.

Die häufigsten Erkrankungen der Haut – Ursachen, Symptome und Therapie

In der nachstehenden Auflistung wichtiger Hautkrankheiten werden die Ursachen erklärt und anhand der Symptombeschreibung eine vorläufige Selbstdiagnose beschrieben, die aber oft durch Untersuchung abgesichert werden muß. Die Angaben zur Therapie sollen nicht die Verordnung des Fachmanns ersetzen, sondern das Verständnis für die notwendigen Maßnahmen wekken und Möglichkeiten zur ergänzenden Selbsthilfe aufzeigen.

Erbliche Hautleiden

Fischschuppenkrankheit
Die Verhornungsanomalie entsteht durch Erbanlagen. Die hornigen Abschilferungen der Haut vermehren sich dabei unterschiedlich stark, in schweren Fällen kann die gesamte Haut von einem Hornpanzer überzogen sein. Die Beugen der großen Gelenke bleiben immer frei. Begleitet wird die übermäßige Verhornung von verminderter Schweiß- und Talgabsonderung und erhöhter Anfälligkeit für Infektionen.
Die Krankheit beginnt in der frühesten Kindheit, manchmal besteht sie schon bei der Geburt. Je nach

Schwere leiden die Betroffenen wenig oder sehr schwer darunter, sogar die Lebenserwartung kann verkürzt werden. Bei Neugeborenen mit Ichthyosis bestehen meist Mißbildungen im Gesicht, und sie sind im allgemeinen nicht lebensfähig.
Heilen kann man diese Erbkrankheit nicht. Zur symptomatischen Therapie wird der Facharzt oft Vitamin A verordnen und die Verhornungen abschleifen.

Neurofibromatose
Dieses Erbleiden führt zu zahlreichen, am ganzen Körper verteilten Hautgeschwülsten (Neurofibrome), die an den Hautnervenzweigen sitzen. Sie können manchmal krebsig entarten. Häufig treten auch noch bräunlich-fleckige Hautverfärbungen, Mißempfindungen und Schmerzen an den Nerven, Augen- und Knochenstörungen, gelegentlich auch Schwachsinn auf.
Die Erkrankung wird mit unterschiedlich guten Erfolgsaussichten stets vom Facharzt behandelt.

Schuppenflechte
An Schuppenflechte leiden allein in der Bundesrepublik rund zwei Millionen Menschen, und zwar auffällig oft jene, die sonst kaum krank werden. Die Ursachen sind nicht bekannt, man vermutet Erbanlagen. Als Auslöser (nicht Ursachen) kommen Hautverletzungen, chemische Hautreizungen, Infektionen und hormonelle Veränderungen während der Pubertät oder Schwangerschaft in Frage, aber diese Einflüsse können die Psoriasis auch wieder verschwinden lassen.
Die Krankheit verläuft völlig unberechenbar, akuten Phasen können längere Zeiten ohne Symptome folgen. Meist beginnt die nicht ansteckende Schuppenflechte

mit einzelnen stecknadelkopfgroßen Hautflecken an Ellbogen, Kniegelenken, Rumpf oder Haarboden. Später entstehen silbrigweiße Schuppen und die Flekken fließen zu münzgroßen runden Herden zusammen. Sie sind manchmal girlandenförmig angeordnet und können leicht jucken. Bei einem Teil der Patienten treten als Komplikation rheumaähnliche Gelenkentzündungen oder die seltene entzündliche Erythrodermia exfoliativa der Haut auf, die auch den Kreislauf stark belasten kann.

Die Behandlung der Psoriasis verlangt viel Geduld, aber die fachmännisch verordnete Ganzheitstherapie führt meist wenigstens zur Besserung. Als Grundbehandlung ist vegetarische Diät mit viel Rohkost, Sauerkraut, gesäuerten Milchprodukten, Milchzucker und Milchsäure angezeigt. Milchsäure wird auch äußerlich zum Ablösen der Schuppen verwendet; dazu gibt es noch spezielle Ätzmittel. Unterstützend eignen sich UV-Bestrahlungen, Sonnen- und Luftbäder. Ferner verordnet der Therapeut homöopathische Heilmittel, Lehmwasserhemden, Überwärmungsbäder mit Ackerschachtelhalm und anderen Zusätzen oder Eigenblutinjektionen zur Umstimmung. Rheumatische und entzündliche Komplikationen erfordern zusätzlich gezielte Behandlung.

Verletzungen der Haut

Bluterguß – Quetschung

Zum Bluterguß kommt es meist durch stumpfe Gewalt von außen. Dabei werden Hautgefäße verletzt und Blut tritt unter der Haut aus, eine offene Wunde ent-

steht nicht. Die schmerzhafte Schwellung ist anfangs bläulichrot, verfärbt sich dann durch Abbau des Blutfarbstoffs über Grün zu Gelb, bis sich der Erguß aufgelöst hat.
Zur Soforthilfe trägt man Enzymsalbe oder kalten Heilerdebrei auf, das verhindert stärkere Schwellungen und fördert den Abbau des Ergusses. Auch Einreibungen mit Arnikatinktur bewähren sich gut. Ausgedehnte Hämatome behandelt der Therapeut. Er wird auch zugezogen, wenn »blaue Flecken« ohne Gewalteinwirkung auftreten, denn das weist oft auf Arterienverkalkung mit brüchigen Gefäßen oder Blutgerinnungsstörungen hin.
Zur Quetschung kommt es durch stumpfe, mehr »schiebende« Gewalt, die das Unterhautgewebe und teilweise auch die Muskulatur darunter zermalmt und die Blutgefäße zerreißt. Bei geschlossenen Quetschungen entsteht ein Bluterguß, bei offenen eine Quetschwunde. Die Behandlung erfolgt wie bei Blutergüssen und Wunden, größere Quetschungen erfordern fachmännische Hilfe.

Erfrierung – Frostbeulen

Örtliche Erfrierungen entstehen, wenn Kälte zu lang auf die ungeschützte Haut einwirkt. Das führt zu unterschiedlich schweren Schäden, die man in folgende Grade einteilt: Erster Grad mit zunächst weißlicher, dann geröteter und geschwollener Haut; zweiter Grad mit zusätzlicher Bildung von Blasen und Geschwüren; dritter Grad mit absterbendem, zerfallendem und schwärzlich verfärbtem Gewebe.
Erfrierungen ab dem zweiten Grad und größere Kälteschäden ab dem ersten Grad muß stets der Fach-

mann behandeln. Zur Selbsthilfe bei leichteren Erfrierungen führt man mehrmals täglich Wechselbäder der betroffenen Hautpartien durch, wobei man dem warmen Wasser Thymiantinktur zusetzt. Zwischen den Bädern legt man Karotten- oder Zwiebelscheiben auf, die mit einem Verband fixiert werden, oder bestreicht die erfrorenen Stellen mit einer »Frostsalbe« aus der Apotheke.

Frostbeulen entstehen bereits durch mäßige feuchte Kälte, wenn die örtliche Durchblutung gestört ist. Schuld daran sind meist zu enge Schuhe und Strümpfe, deshalb treten Frostbeulen bevorzugt an den Füßen auf. Es kommt zu teigig-weichen, blauroten Schwellungen, die in der Kälte schmerzen und in der Wärme jukken, in schweren Fällen auch zu Blasen, Geschwüren und Eiterungen. Nach der Abheilung bleiben oft dauernde bräunlichrote Verfärbungen zurück.

Bei einfachen Frostbeulen wendet man heiße Bäder mit Zusatz von Eichenrinde oder Thymian, Heilerde-, Kohl- oder Zwiebelauflagen oder eine fertige Salbe an. Innerlich kann man außerdem das homöopathische Mittel Acidum nitricum D 3 aus der Apotheke einnehmen. Hartnäckige, eiternde oder geschwürig zerfallende Frostbeulen müssen fachmännisch behandelt werden.

Sonnenbrand

Übertriebene Sonnenbäder oder UV-Bestrahlungen führen zum Sonnenbrand. Er entspricht einer Verbrennung ersten Grades; über Eis, Schnee, Wasser und in größeren Höhen kann es sogar zur Verbrennung zweiten Grades (Gletscherbrand) kommen. Als Komplikation droht manchmal der akut lebensgefährliche Kreis-

laufschock, als Spätfolge häufiger Sonnenbrände kann nach Jahrzehnten Hautkrebs entstehen.
Leichter Sonnenbrand führt zur Rötung und Schälung der Haut, beim Gletscherbrand kommen Blasen und Eiterungen hinzu. Der Kreislaufschock kündigt sich durch Blässe, Zittern, Schweißausbruch, Kopfschmerzen und jagenden Puls an und endet durch Blutdruckabfall rasch tödlich.
Sonnenbrand vermeidet man, indem man die Haut langsam an die UV-Strahlen gewöhnt, nicht stundenlang in der prallen Sonne schmort und ein gutes Lichtschutzmittel verwendet. Wenn es doch zur Rötung und Schälung der Haut kommt, hilft Johanniskrautöl oft gut; vorbeugend darf es aber nicht verwendet werden, weil es die Haut überempfindlich gegen UV-Strahlen macht. Nützlich sind außerdem kalte Heilerdeauflagen oder Abwaschungen mit Pfefferminztee. In der Apotheke gibt es spezielle Lotionen, mit denen man die Beschwerden lindert und die Heilung fördert. Beim beginnenden Schock muß sofort der Notarzt gerufen werden.

Verätzungen

Die Verätzung entsteht, wenn die Haut durch Laugen, Säuren und ähnliche Ätzmittel geschädigt wird. Das führt zum unterschiedlich ausgedehnten, schmerzhaften Hautdefekt.
Zur Soforthilfe entfernt man bei Bedarf die mit dem ätzenden Mittel getränkte Kleidung und spült die Haut dann mit reichlich kaltem Wasser ab, bis der Schmerz vergeht. Dann versorgt man den Defekt wie eine Wunde mit einem Verband. Die Heilung kann durch Einreibungen mit Arnikatinktur, Johanniskrautöl,

Hopfen-, Ringelblumen- und Sonnenhutsalbe, Auflagen mit Ackerschachtelhalm- oder Thymiantee und Kieselsäure gefördert werden.
Ausgedehnte und tiefere Verätzungen müssen nach der Spülung mit kaltem Wasser sofort vom Therapeuten versorgt werden.

Verbrennungen
Bei Verbrennungen wird die Haut durch Hitze, heiße Dämpfe und Gase oder elektrischen Strom geschädigt und kann unter Umständen sogar »durchbrennen«. Man unterscheidet folgende Grade der Verbrennung: Erster Grad mit schmerzhafter Rötung; zweiter Grad mit zusätzlichen Brandblasen; dritter Grad mit offener Brandwunde und abgestorbenem, verkohltem Gewebe.
Selbsthilfe ist nur bei kleinen Verbrennungen ersten Grades möglich. Zunächst hält man die verbrannte Stelle unter kaltes Wasser, bis der Schmerz schwindet, danach legt man wie bei Wunden einen sterilen Verband an. Alte Hausmittel, zum Beispiel Auftragen von Mehl oder Butter, sind sinnlos und gefährden nur die Heilung. Allenfalls kann man fertige Öle und Salben aus der Apotheke verwenden, aber notwendig ist das oft nicht.
Verbrennungen ab dem zweiten Grad und ausgedehnte Defekte ab dem ersten Grad kühlt man nur mit Wasser, deckt steril ab und sucht dann sofort den Therapeuten auf. Brandblasen dürfen nie aufgestochen werden.
Größere Brandverletzungen können zum lebensbedrohlichen Schock führen, der durch Spülen mit reichlich kaltem Wasser verzögert wird. Zum Ausgleich der rasch eintretenden Flüssigkeitsverluste gibt man gesal-

zene Bouillon, Mineralwasser oder gewöhnliches Trinkwasser, wenn der Verletzte bei Bewußtsein ist. Die Brandwunden werden nur steril abgedeckt, alle anderen Maßnahmen führt der sofort zu rufende Notarzt durch. Eingebrannte Kleidungsstücke dürfen niemals gewaltsam von der Haut entfernt werden.

Wunden
Eine Wunde entsteht, wenn die Haut gewaltsam durchtrennt wird. Das kann oberflächlich als Abschürfung geschehen oder in die Tiefe bis weit unter die Haut reichen. Aus den verletzten Gefäßen blutet es unterschiedlich stark. Stoßweise austretendes helles Blut deutet auf eine Arterienverletzung, sickerndes dunkleres Blut auf eine Venenverletzung hin.
An erster Stelle der Soforthilfe steht die Blutstillung. Kleinere Wunden hören meist rasch von selbst auf zu bluten. Bei stärkeren Blutungen legt man eine sterile Kompresse auf, die unter leichtem Zug mit einer Binde fixiert wird. Blutet die Kompresse durch, kommt eine weitere darauf, die unter stärkerem Zug mit einer zweiten Binde befestigt wird. Dadurch stehen die meisten Blutungen. Andernfalls muß man das Gefäß abdrücken oder sogar eine Abbindung anlegen, zwei Notmaßnahmen, die man im Erste-Hilfe-Kurs erlernt.
Kleine Wunden werden desinfiziert und mit einem Wundschnellverband verschlossen. Sie heilen normalerweise von selbst ab. Bei größeren Verletzungen sucht man nach der Blutstillung zur weiteren Versorgung den Arzt auf, bei bedrohlichen Wunden ruft man sofort den Notarzt.

Allergische Hautkrankheiten

Allergischer Hautausschlag
Ausschläge beginnen meist mit einzelnen, bis kirschkerngroßen Blasen, die mit klarem Sekret gefüllt sind. Sie können sich zu Gruppen vermehren oder am ganzen Körper auftreten. Meist juckt der Ausschlag heftig. Nach einigen Stunden verschwindet er oft von selbst, kehrt aber immer wieder zurück, wenn man mit den auslösenden Allergen in Berührung kommt.
Es gibt zahllose Allergene, auf die das Immunsystem mit Ausschlag reagieren kann. Oft gelangen sie direkt auf die Haut, aber auch Allergene der Nahrung provozieren Ausschläge. Die Symptome entstehen nicht unmittelbar durch die Allergen-Antikörper-Reaktion, sondern erst durch das dabei freigesetzte Gewebshormon Histamin.
Wenn die auslösenden Allergene genau ermittelt werden, läßt sich zur ursächlichen Therapie eine spezifische Desensibilisierung durchführen, die aber nicht immer hilft. Beim Versagen kommt zur Grundbehandlung die unspezifische Desensibilisierung in Frage. Gegen die akuten Symptome hilft Heilerde gut, die trocken aufgepudert oder mit Wasser zu einem Brei angerührt aufgestrichen wird; das lindert auch den Juckreiz. Ähnlich gut wirken Auflagen und Abwaschungen mit Akkerschachtelhalm, Bockshornklee oder Kieselsäure. Wenn es nicht anders geht, kann auch eine Salbe mit Antihistaminika aufgetragen werden. Die Ernährung soll reizarm und möglichst vegetarisch sein, zwischendurch empfiehlt sich eine kurze Rohkost- oder Saftkur. Homöopathische Mittel zur innerlichen Behandlung verordnet individuell der Therapeut.

Arzneimittelexanthem

Die plötzlich brennende Rötung der Haut mit Blasenbildung wird oft durch synthetische, teils aber auch durch pflanzliche Arzneimittel ausgelöst, auf die das Immunsystem überschießend reagiert. Das Risiko ist besonders groß, wenn Medikamente zu hoch dosiert und/oder mehrere gleichzeitig eingenommen werden. In schweren Fällen blättert die Haut regelrecht ab, und es besteht akute Lebensgefahr.

Das Risiko, an einem Arzneimittelexanthem zu erkranken, läßt sich verringern, wenn man nicht gleich bei jeder Unpäßlichkeit zum Medikament greift und zur Selbsthilfe möglichst nur Naturheilmittel verwendet. Flammt ein Exanthem auf, muß das auslösende Arzneimittel sofort abgesetzt und der Therapeut aufgesucht werden. Die Behandlung entspricht der bei Ausschlägen, für vierundzwanzig Stunden soll gefastet und reichlich Wasser getrunken werden. Bei schwerem Verlauf ist die sofortige Einweisung in eine Klinik erforderlich.

Ekzeme – Flechten

Ekzeme sind durch den heftigen Juckreiz sehr quälend und verlaufen oft hartnäckig; beim geringsten Reiz können sie zurückkehren, selbst wenn sie scheinbar völlig ausgeheilt waren. Auslösend wirken viele Allergene, unter anderem Nahrungs-, Genuß- und Arzneimittel oder äußere Reize, zum Beispiel Hautkontakt mit Kunststoffen und Metallen. Auch bei Pilzinfektionen kann sich ein Ekzem entwickeln. Zusätzlich bestehen oft noch andere allergische Erkrankungen, vor allem Asthma und Heuschnupfen.

Anfangs macht sich das Ekzem durch kleine, juckende

Knötchen oder brennende Rötungen bemerkbar. Im weiteren Verlauf können sich juckende und nässende kleine Knötchen bilden, die beim Kratzen oft infiziert werden und dann vereitern. Später treten Krusten, Borken, Schuppen, Schrunden, rote oder blasse Hautstreifen, manchmal auch Entfärbungen der Haut auf.
Chronische Ekzeme enden häufig mit Wucherungen der Oberhaut und Verhornung der Haarbälge, was als Flechte bezeichnet wird. Die Haut ist dann warzenartig verdickt, mit blauroten, juckenden Flecken oder gelblichbraunen Knötchen bedeckt. Flechten treten auch als Endstadium anderer chronischer Hautleiden, bei Verdauungsstörungen und hormonellen Veränderungen während der Wechseljahre der Frau auf.
Eine spezifische Desensibilisierung kann bei Ekzemen versucht werden, führt aber oft nicht zum Erfolg. Dann wird der Therapeut unspezifisch desensibilisieren und homöopathische Heilmittel zur Normalisierung des Immunsystems verordnen. Unterstützt wird das durch Heilfasten, Rohkost- und Saftkuren, anschließend bis zur völligen Heilung streng vegetarische Kost zur Umstimmung.
Zur äußerlichen Behandlung gebraucht man auch heute noch oft Teerpräparate, ferner die beim Ausschlag genannten Heilmittel. Die Reinigung der Haut mit Seife ist strikt verboten, dadurch könnte sich das Ekzem verschlimmern. (Früher mußten Ekzemkranke längere Zeit auf eine gründliche Hautreinigung verzichten.) Syndets werden im allgemeinen gut vertragen.
Oft sind auch noch Entschlackungskuren und Arzneimittel, die das Lymphsystem aktivieren, bei Ekzemen nützlich, denn anlagebedingte Lymphstörungen spielen

oft eine Rolle als Grundursache. Die innere Behandlung der Flechten gleicht der des Ekzems, Verdauungsstörungen und hormonelle Veränderungen bedürfen der zusätzlichen gezielten Therapie. Manchmal helfen auch Antibiotika, ihre Wirkung läßt sich jedoch nicht genau erklären. Äußerlich kann die Verhornung durch hornlösende Salben mit Salizylsäure und Schwefel beeinflußt werden. Stärkere Hornverdickungen schmirgelt der Therapeut bei Bedarf ab, aber das hilft häufig nur vorübergehend.

Lichtallergische Reaktionen
Diese allergischen Hautkrankheiten entstehen durch Sonnenstrahlen oder künstliches UV-Licht. Im Gegensatz zum Sonnenbrand, der übermäßige Strahleneinwirkung voraussetzt, treten lichtallergische Reaktionen schon bei normaler Bestrahlung auf.

Photoallergie: Diese Lichtdermatose kommt seltener vor. Hauptsächlich wird sie durch Arzneimittel (zum Beispiel Sulfonamide) ausgelöst. Meist dauert es einige Zeit (Sensibilisierungsphase), ehe die Haut dadurch überempfindlich gegen UV-Licht wird. Symptomatisch sind ekzemartige, juckende Ausschläge nach UV-Einwirkung.

Photoanaphylaxie: Hier besteht eine echte Überempfindlichkeit gegen UV-Strahlen, die unabhängig von sensibilisierenden Substanzen auftritt. Die Strahlung wird also selbst zum Allergen. Schon mäßige, normalerweise völlig unschädliche UV-Dosen provozieren heftige Hautreaktionen, meist ekzemartige Veränderungen, manchmal auch Blasen. Zum Teil lassen sich Stoffwechselstörungen als Ursachen nachweisen, die gezielt behandelt werden können.

Wenn keine Heilung möglich ist, müssen die Patienten UV-Licht so weit wie möglich meiden.

Phototoxische Reaktionen: Sie treten auf, wenn die Haut durch Kosmetika, Parfüm, Teer und andere Stoffe, die auf die Haut kommen, überempfindlich gegen UV-Strahlung wird. Dann entsteht nach Lichteinwirkung eine entzündliche Rötung, manchmal bilden sich auch Blasen auf der Haut. Nach der Abheilung können dauernde dunkle Hautstreifen zurückbleiben. Häufige Formen phototoxischer Reaktion sind Berloque-Dermatitiden durch UV-Einwirkung nach dem Gebrauch von Kosmetika mit Bergamottöl und Wiesendermatitiden nach Sonnenbädern auf Wiesen, wenn die bloße Haut dabei mit Wiesenpflanzen in Berührung kam.

Alle Lichtdermatosen müssen fachmännisch behandelt werden. Vorsorglich verzichtet man vor Sonnenbädern und UV-Bestrahlungen auf Kosmetika, Parfüm und ähnliches und achtet bei Medikamenten darauf, ob auf dem Beipackzettel eine Warnung vor UV-Strahlen angegeben ist.

Nesselsucht

Zum Nesselausschlag kommt es, wenn bei einer allergischen Reaktion in der Haut das Gewebshormon Histamin freigesetzt wird. Auslöser sind oft Milch, Erdbeeren und Meerestiere, aber auch auf viele andere Nahrungs- und Genußmittel kann diese Reaktion auftreten.

Die roten, heftig juckenden Hautflecke entstehen plötzlich und sind meist linienförmig entlang eines Hautnerven angeordnet, seltener betreffen sie den ganzen Körper. Leichtes Nesselfieber kann den Ausschlag

begleiten. Meist klingt er rasch von selbst wieder ab, manchmal entstehen aber ausgedehnte Schwellungen, die am Rachen und Kehlkopf die Atmung behindern (Erstickungsgefahr).
Eine spezifische Desensibilisierung gelingt bei Nesselsucht oft nicht. Man muß dann versuchen, die Immunfunktionen durch unspezifische Umstimmung zu normalisieren. Dazu eignen sich unter anderem Eigenblutinjektionen und homöopathische Mittel nach Verordnung. Die Ernährung soll vegetarisch und reizarm sein, und bekannte unverträgliche Lebensmittel müssen strikt vermieden werden.
Äußerlich behandelt man Nesselsucht mit kalten Heilerdeauflagen, Waschungen mit Ackerschachtelhalm-, Pfefferminztee oder Essigwasser, um vor allem den quälenden Juckreiz zu lindern. Manchmal müssen Salben mit Antihistaminika aufgetragen werden. Größere Schwellungen vor allem im Rachen und Kehlkopf behandelt sofort der Arzt.
Bei Nesselsucht kommen auch seelische Ursachen, die bei Bedarf zusätzlich therapiert werden müssen, in Frage. Insbesondere verdrängte Aggressionen, exhibitionistische und masochistische Tendenzen scheinen oft eine Rolle zu spielen.

Neurodermitis
Diese durch starken Juckreiz und nächtliche »Juckkrisen« sehr quälende Krankheit nimmt in letzter Zeit deutlich zu. Das erklärt sich vermutlich mit aus psychischen Einflüssen: die Schulmedizin berücksichtigt das zu wenig und geht meist davon aus, daß Erbanlagen die Ursachen sind.
Das endogene Ekzem beginnt in frühester Kindheit mit

Rötung, Schuppen, Krusten und Nässen der Haut besonders an den Wangen; umgangssprachlich bezeichnet man diese Symptome als »Milchschorf«. Nach dem zweiten Lebensjahr befallen die heftig juckenden Hautveränderungen meist die Gelenkbeugen und oft auch das Gesäß, bei Erwachsenen bevorzugt Gesicht, Hals, Nacken, Schultern, Brust und ebenfalls die Gelenkbeugen. Die Haut wirkt trocken, glanzlos und vergröbert, die Schweiß- und Talgdrüsen arbeiten verlangsamt. Im Verlauf der Krankheit können ekzemähnliche Veränderungen hinzukommen. Durch das heftige Kratzen entstehen blutende Wunden, die bei Infektion eitern, und die Nägel sind vom vielen Kratzen abgenutzt. Seelische Einflüsse verschlimmern oder bessern den Krankheitsverlauf, im Winter und Frühjahr kommt es auffallend oft zur Verschlechterung.
Im Lauf des Lebens läßt die Neurodermitis allmählich nach, um das sechzigste Lebensjahr verschwindet sie oft ganz. Bei einem Teil der Patienten stellt sich Bronchialasthma oder Rhinitis vasomotorica (Schnupfen durch Störungen der Gefäßregulation in der Nase), selten eine Linsentrübung (Grauer Star) als Komplikation ein.
Die Behandlung bleibt dem Therapeuten vorbehalten und muß oft einige Zeit in der Klinik durchgeführt werden. Dort kann man auch testen, ob Nahrungsmittel zur Neurodermitis beitragen, die dann zukünftig gemieden werden müssen. Die bei Ekzemen genannten Heilmittel sind auch bei Neurodermitis angezeigt, Cortison sollte wegen seiner erheblichen Nebenwirkungen möglichst nicht angewendet werden. Wichtig ist noch eine gute psychologische Führung und bei Kindern die richtige Erziehung.

Die Behandlung der Neurodermitis erfordert viel Geduld, und man muß sich auf Rückschläge einstellen. Aber eine bleibende Besserung läßt sich fast immer erreichen.

Quinckesches Ödem

Diese Rötung und Schwellung der Haut tritt plötzlich auf, ausgelöst durch allergische Reaktionen auf Nahrungs-, Genuß- und Arzneimittel oder andere Allergene. Sie betrifft unterschiedlich große Hautbezirke, bevorzugt das Gesicht, seltener die Glieder und Hoden. Wenn Rachen und Kehlkopf anschwellen, droht die Erstickung.

Meist verschwindet das Ödem rasch von selbst wieder. Bleibt es länger als einige Stunden bestehen, wird eine Behandlung erforderlich. Kalziuminjektionen helfen dann meist rasch, aber auch andere Antiallergika kann der Therapeut verordnen. Bei Erstickungsgefahr wird unverzüglich der Notarzt gerufen.

Auch wenn ein Angioödem rasch von selbst verschwindet, sollte man bald eine Untersuchung veranlassen. Dabei gilt es, die Ursachen festzustellen und gezielt zu behandeln, damit es in Zukunft zu keinen weiteren Ödemen mehr kommt.

Infektionskrankheiten der Haut

Bakterielle Infektionen

Hautinfektionen durch Bakterien kommen relativ oft vor, insbesondere Akne, Abszesse, Haarbalgentzündungen und Furunkel. Sie können durch Antibiotika zwar rasch beseitigt werden, aber man sollte sich bei häufigeren Infektionen fragen, weshalb die Abwehrkräfte nicht ausreichen, um die Erreger in Schach zu halten. Die Ursachen der Immunschwäche behandelt man dann gezielt nach Anweisung des Therapeuten.

Abszeß: Zum Abszeß kommt es meist durch Infektion kleiner Hautrisse und Wunden mit Eitererregern. Seltener werden die Erreger mit dem Blut aus anderen Körpergebieten in die Haut verschleppt. Symptomatisch ist die gerötete, harte, im Zentrum federnd-weiche Schwellung mit klopfenden Schmerzen, außerdem kann sich die Körpertemperatur erhöhen.

Die Behandlung muß den Abszeß erweichen, damit sich der Eiter nach außen entleert, vorher ist keine Heilung möglich. Gut bewährt haben sich dazu heiße Auflagen mit Bockshornklee oder Heilerde. Zugsalben sind problematisch, denn sie können die Ausbreitung des Eiters fördern; deshalb werden sie nur nach Verordnung angewendet. Von innen kann man die »Reifung« des Abszesses durch das homöopathische Mittel Hepar sulfuris D 3 oder Silicea D 3 unterstützen. Bricht der Abszeß nicht bald auf, sollte er chirurgisch geöffnet werden.

Bei häufigen Abszessen müssen durch Untersuchung bald die Ursachen geklärt und behandelt werden. Rohkostreiche, möglichst vegetarische Ernährung, Hefetabletten, Luft- und Sonnenbäder unterstützen die Therapie.

Senkungsabszesse zwischen den Rippen oder in der Becken-Leisten-Gegend können bei Tuberkulose entstehen und sollen sofort fachmännisch untersucht werden.

Akne: Diese Krankheit kennt man auch als »Hautfin-

ne«. Sie tritt bei den meisten Jugendlichen und jungen Erwachsenen während und nach der Pubertät auf. Die seelisch belastende Erkrankung kann nur vorübergehend in leichter Form, aber auch stark ausgeprägt und weit über die Pubertät hinaus bestehen. Ihre Ursachen sind noch nicht endgültig bekannt. Hormonelle Veränderungen während der Geschlechtsreife sind mit Sicherheit daran beteiligt, meist auch psychische Faktoren, die mit der Krise des Erwachsenwerdens zusammenhängen. Oft spielen auch noch die Fehler der üblichen Ernährung, häufige Stuhlverstopfung und Bewegungsmangel eine Rolle. Dauert die Akne über das fünfundzwanzigste Lebensjahr hinaus an, bestehen oft ernstere seelische Störungen und/oder chronische Infektionsherde (bevorzugt an Zahnwurzeln und Mandeln), die selbst kaum Beschwerden verursachen.
Treten Aknesymptome unabhängig von der Pubertät auf, kann es sich um Streßakne durch übermäßige seelische Belastungen handeln. Ferner kommt der Kontakt mit Brom, Jod, Staub oder Teer (oft berufsbedingt oder durch Arzneimittel) als Ursache in Frage.
Die typische Akne führt zur vermehrten Absonderung von Talg, der verhärtet und in Form von Mitessern die Poren verstopft. Durch bakterielle Zersetzung des Talgs kommt es zu entzündlichen roten Knoten und Eiterpusteln, die Narben hinterlassen können. Die Hautveränderungen treten bevorzugt im Gesicht, am oberen Rücken und auf der Brust auf. Bei den Sonderformen der Akne, die nicht mit der Pubertät in Beziehung stehen, betreffen die Symptome auch andere Hautpartien.

Obwohl Akne psychisch erheblich belastet, wird sie von vielen Patienten nur kosmetisch überdeckt, aber nicht behandelt. Dann hinterlassen die Entzündungen und Eiterungen oft störende Narben. Grundsätzlich soll Akne deshalb immer nach fachmännischer Anweisung behandelt werden.
Zur Basistherapie empfiehlt sich rohkostreiche vegetarische Vollwertkost, in schweren Fällen einleitend Heilfasten. Alle Genußmittel, insbesondere Schokolade, andere Süßigkeiten, Alkohol und Nikotin, sind zu meiden, weil sie die Akne deutlich verschlimmern können. Genügt gesunde Ernährung nicht zur regelmäßigen Darmentleerung, ergänzt man durch Leinsamen, Weizenkleie, bei Störungen der Darmflora auch durch Milchzucker und gesäuerte Milchprodukte. Die Lebensführung soll geregelt sein, wichtig ist besonders ausreichend Bewegung an der frischen Luft und guter Schlaf. Entspannungsübungen verbindet man mit positiver Selbstbeeinflussung gegen mögliche seelisch-nervöse Ursachen.
Medikamente zur inneren Therapie werden fachmännisch verordnet. Die homöopathischen Mittel Silicea D 6 oder Sulfur D 6 helfen oft gut, manchmal können aber Antibiotika notwendig sein.
Von außen muß die kranke Haut sorgfältig mit Syndets, nicht mit Seife gereinigt werden. Danach wendet man Lotionen, Salben oder Cremes an, die oft Kamille gegen Entzündungen und Eiterungen, Schwefel zur Normalisierung der Talgproduktion, Salizylsäure, Milchsäure, Vitamin A und Vitamine der B-Gruppe enthalten. Zum Teil sind sie getönt und decken die Symptome ab. Bei Eiterungen kön-

nen Antibiotika äußerlich verwendet werden. Besonders gute Erfolge selbst bei hartnäckiger Akne erzielt man oft durch das natürliche Antibiotikum Propolis (Bienenkittharz). Ergänzt wird die äußerliche Behandlung durch Kamillendämpfe dreimal wöchentlich, um Talgverhärtungen aufzuweichen, Gesichtsmasken und Auflagen mit Heilerde oder Kieselsäure, Waschungen mit Ackerschachtelhalm, bei guter Verträglichkeit auch Sonnenbäder und UV-Bestrahlungen.

Die Behandlung der Akne verlangt Geduld, Rückfälle kommen oft vor. Aber die Krankheit heilt aus, wenn man strikt die obigen Empfehlungen befolgt und den Verlauf vom Therapeuten überwachen läßt.

Bart- und Eiterflechte (Sykose/Impetigo): Die einfache Bartflechte beschränkt sich auf das behaarte Gesicht und wird beim Rasieren leicht verschleppt. Sie entsteht durch bakterielle Infektion, die zur entzündlichen Rötung mit Eiterbläschen führt. Die tiefe Bartflechte durch Pilzinfektion kann auch am Haarboden auftreten und verursacht eitrige, bis kastaniengroße Knoten.

Die leichtere Bartflechte behandelt man durch Abwaschungen mit Kamille, Kamillendämpfe und Salben mit Azulen oder abwehrsteigerndem Sonnenhut (Echinacea). Innerlich gibt man das homöopathische Mittel Hepar sulfuris D 3. Zur Umstimmung können anfangs einige Rohkost- oder Safttage angezeigt sein. Heilt die Bartflechte dadurch nicht bald ab, sucht man den Therapeuten auf. Bei tiefer Bartflechte wird er gleich zugezogen.

Die ansteckende Eiterflechte betrifft Kinder häufiger und kann am ganzen Körper, bevorzugt aber im

Gesicht auftreten. Nicht selten entsteht sie als Zweitkrankheit bei Hautpilzinfektionen, aufgekratzten Ekzemen oder Schuppenflechte. Die Eiterbläschen auf der Haut sind anfangs klein, später größer, trocknen nach der Entleerung ein und verkrusten. Die Herde können sich ring- oder bogenförmig nach außen ausdehnen.

Wegen der Ansteckungsgefahr ist peinliche Sauberkeit wichtig. Waschlappen und Handtücher werden durch Einmalhandtücher aus Zellstoff ersetzt, die Haut desinfiziert man auf natürliche Weise durch Syndets, bei Bedarf verwendet man zusätzlich desinfizierende Gesichtswässer. In leichteren Fällen können Waschungen mit Kamillelösung oder Kamillesalben genügen, oft wird der Therapeut Antibiotika verordnen, damit die Eiterungen rasch abheilen. Von innen unterstützen Fasten-, Rohkost- und Saftkuren durch Umstimmung die Behandlung.

Faulecken der Mundwinkel (Perlèche): Die Faulecken treten in den Mund-, Nasen- und Augenwinkeln durch Infektion auf. Das Wundsein dieser Hautpartien wird durch Vitamin-B-Mangel, Magen-Darm-Störungen und Benetzen der Mundwinkel mit Speichel (vor allem bei Zahnprothesen) begünstigt.

Die Ursachen müssen fachmännisch behandelt werden. Besonders die Zufuhr von B-Vitaminen führt oft rasch zur Besserung. Zur örtlichen Behandlung eignen sich entzündungshemmende Salben mit Kamille und Betupfen mit Kamillen- oder Ackerschachtelhalmtee, weitere Medikamente verordnet der Therapeut.

Träger von Zahnprothesen sollten diese nach Möglichkeit auch nachts im Mund behalten, weil sonst

Speichel austritt und die Infektion der Mundwinkel fördern kann.

Furunkel – Karbunkel: Ein Furunkel entsteht, wenn Eitererreger entlang des Haarbalgs in die Haut eindringen. Das führt zur harten, geröteten Schwellung, auf deren Gipfel ein Eiterpunkt sitzt; sie kann erheblich schmerzen. Die örtlichen Lymphknoten können anschwellen, nicht selten kommt Fieber hinzu. Wenn die Furunkel häufig wiederkehren, spricht man von der Furunkulose. Fließen mehrere benachbarte Furunkel zu einer großen, harten, sehr schmerzhaften Schwellung mit mehreren Eiterpfropfen zusammen, liegt ein Karbunkel vor.

Furunkel und Karbunkel treten oft bei übertriebener Reinlichkeit auf, weil die Abwehr der Haut dadurch vermindert wird. Auch Zuckerkrankheit und andere Stoffwechselstörungen oder ständiger Kontakt mit Benzin, Öl und anderen hautreizenden Stoffen begünstigen die Hauteiterungen.

Bei Furunkeln und Karbunkeln der Nase und Oberlippe besteht die Gefahr, daß Eiter mit dem Blut ins Gehirn gelangt und eine Hirnhautentzündung entsteht, deshalb ist sofortige fachmännische Hilfe erforderlich. Grundsätzlich sollen auch Karbunkel an anderen Körperzonen und Furunkulose stets vom Therapeuten behandelt werden. Zum Teil kommt man ohne Antibiotika nicht aus oder muß die Eiterherde chirurgisch öffnen.

Selbsthilfe ist nur bei kleinen Furunkeln erlaubt. Durch heiße Auflagen mit Bockshornklee oder Heilerde läßt sich der Eiter nach außen entleeren; auch Kohlblätter, die man angewärmt auflegt, bewähren sich gut. Zugsalben sind nur nach Verordnung erlaubt, weil sie die Ausbreitung des Eiters im Gewebe begünstigen können. Zwischen den Auflagen, die man zwei- bis viermal täglich anwendet, behandelt man durch Kamillenwaschungen oder Azulensalbe.

Von innen unterstützen die homöopathischen Mittel Hepar sulfuris D 6 oder Silicea D 6 die Heilung. Die Ernährung soll vegetarisch und rohkostreich sein, am besten legt man einige Rohkost- oder Saftfastentage ein. Auch Hefetabletten können die Behandlung ergänzen, insbesondere bei häufiger auftretenden Furunkeln.

Haarbalgentzündungen (Follikulitis): Die Entzündung der Haarfollikel ähnelt dem Furunkel, reicht aber nicht so tief. Zur Infektion kommt es durch Erreger, die entlang des Haarschafts von außen eindringen, seltener werden die Erreger von einem Krankheitsherd an anderer Stelle des Körpers »ausgesät«. Die schmerzhafte, gerötete Schwellung erreicht nicht die Größe eines Furunkels.

Die Therapie entspricht der bei Furunkeln. Bei häufiger wiederkehrenden Haarbalgentzündungen soll der Fachmann aufgesucht werden, damit die Ursachen nachzuweisen sind.

Scharlach (Scarlatina): Diese Kinderkrankheit tritt bevorzugt zwischen dem dritten und achten Lebensjahr auf und wird durch die Bakterienart Streptokokkus haemolyticus hervorgerufen. Die Inkubationszeit zwischen Ansteckung und ersten Symptomen beträgt ein bis sieben Tage. Aus voller Gesundheit kommt es plötzlich zu Schüttelfrost, hohem Fieber, Schluckschmerzen und hochrot geschwollenen Mandeln. Wenige Stunden danach breiten sich dann die kleinen, flammend roten Flecke von Hals und Brust über den ganzen Körper aus: nur die »Scharlachmaske«, ein Dreieck mit Spitze an der Nase und Basis am Kinn, bleibt frei vom Ausschlag. Zunächst ist die Zunge dick weißlich belegt, nach vier Tagen verfärbt sie sich tiefrot (»Himbeerzunge«). Im Verlauf von acht Tagen läßt das Fieber allmählich nach, und der Ausschlag wird blasser, nach etwa vierzehn Tagen schuppt die Haut in großen Fetzen ab.

Als Komplikationen drohen Herz-, Nieren-, Mittelohr- und Gelenkentzündungen. Bei Erwachsenen, die gelegentlich auch noch an Scharlach erkranken, verläuft die Krankheit oft schwerer als bei Kindern. Gewöhnlich hinterläßt sie lebenslange Immunität, manchmal kommt es aber zur zweiten Erkrankung. Scharlach darf man nicht als harmlose Kinderkrankheit auf die leichte Schulter nehmen, sondern zieht stets den Therapeuten zu, damit möglichst keine Komplikationen auftreten. Die verordnete Behandlung kann durch kalte Wadenwickel zur Fiebersenkung und Abwaschungen des ganzen Körpers mit Essigwasser (einem Teil Essig auf zwei Teile kaltes Wasser) zur Abhärtung mehrmals täglich ergänzt werden. Auch Heublumen- oder Salzwasserhemden helfen oft gut, werden aber mit dem Fachmann abgestimmt. Zur Umstimmung von innen empfehlen sich einleitend zwei Fastentage, danach bis zur Heilung vegetarische Kost mit viel Rohkost und Säften. Das Fasten fällt nicht schwer, weil der Appetit der Patienten ohnehin meist erheblich vermindert ist.

Bei Komplikationen muß oft durch massive Antibiotikagaben behandelt werden, zum Teil ist ein Klinikaufenthalt erforderlich. Der erfahrene Therapeut kann allerdings auch durch homöopathische Mittel ohne das Risiko von Nebenwirkungen, die bei Antibiotikagaben immer bestehen, erfolgreich behandeln.

Schmutzgeschwür (Ekthyma): Die bis markstückgroßen, tiefen Geschwüre entstehen durch bakterielle Infektion (meist mit Streptokokken), die durch Unterernährung und Verschmutzung begünstigt wird. Die Hautdefekte sind oft mit schwärzlichen Krusten bedeckt und sondern dünnflüssigen Eiter ab. Ihr Rand wirkt, als wäre er aus der Haut gestanzt. Bei Erwachsenen treten die Geschwüre bevorzugt an den Unterschenkeln auf. Die Sonderform Ekthyma terebrans betrifft hauptsächlich Kinder, bei denen der Rücken oder der ganze Körper mit lochartigen Geschwüren bedeckt ist.

Die Krankheit ist sehr hartnäckig und kann besonders im Kindesalter tödlich enden. Beim geringsten Verdacht muß deshalb der Therapeut zugezogen werden.

Wundrose (Erysipel): Die Wund- oder Gesichtsrose entsteht ebenfalls durch Streptokokkeninfektion. Wahrscheinlich muß die Haut vorübergehend überempfindlich (sensibilisiert) gegen die Bakterien werden. Sie dringen durch Risse, Wunden und Geschwüre ein und verursachen eine Entzündung der Haut, die dazu neigt, über das Lymphsystem in die Tiefe vorzudringen. Dann drohen als gefürchtetste Komplikationen Blutvergiftung (Sepsis) oder Infektionen des Gehirns.

Erysipel betrifft vor allem das Gesicht, symptomatisch ist die leichte, hochrote Schwellung mit zackigen Rändern. Sie breitet sich aus, und es entwickeln sich mit wäßrigem Sekret gefüllte Blasen. Bei ernsterem Verlauf kommt es zu Schüttelfrost und hohem Fieber als erste Warnzeichen der drohenden Sepsis.

Die Desinfektion auch kleinster Risse und Wunden bietet einigen Schutz vor Wundrose. Beim Verdacht darauf muß sofort der Therapeut aufgesucht werden, ehe die Infektion in die Tiefe dringt. Antibiotika sind oft zur Behandlung unerläßlich.

Pilzinfektionen (Dermatomykosen)

Pilzerkrankungen der Haut, aber auch innerer Organe, nehmen in allen westlichen Industrienationen deutlich zu. Das ist mit auf verschiedene ungünstige Lebensumstände des heutigen Menschen zurückzuführen. Luftundurchlässige Kleidung und Schuhe aus synthetischem Material, die den Schweiß nicht verdunsten lassen, Besuche in öffentlichen Bädern, Saunen und Sportstätten ohne vorsorgliche Desinfektion, Verzehr von Süßigkeiten, die ein günstiges Milieu für Pilze auf der Haut schaffen, Einnahme der »Pille« oder unnötiger Antibiotika, die verschiedene Pilze begünstigen, gehören zu den Hauptursachen. Innere Mykosen entstehen nicht selten durch Selbstinfektion, wenn Hautpilze verschleppt werden.

Im folgenden greifen wir einige häufige Hautmykosen heraus, daneben gibt es noch verschiedene andere Pilzkrankheiten. Die genaue Diagnose und Therapie bleiben dem Fachmann vorbehalten.

Erbgrind (Favus): Mit Vererbung hat die auch als Kopfgrind bekannte Mykose nichts zu tun, »erben« steht vielmehr für ansteckend. Verursacht wird sie durch den Pilz Achorion Schoenleini, der meist nur den behaarten Kopf befällt und zu gelblichen, dicken, wabenartigen Auflagerungen führt. Das voll ausgebildete Krankheitsbild hinterläßt Narben mit dauerndem Verlust der Haare.

Erbgrind kommt bevorzugt in bestimmten geographischen Regionen vor. Durch Pinselungen und Salben kann der Therapeut die Mykose wirksam behandeln.

Faden- und Strahlenpilzinfektion: Es gibt verschiedene Pilze dieser beiden Gruppen, die unterschiedliche Krankheitsbilder verursachen.

Zu einer Strahlenpilzerkrankung (Aktinomykose) kommt es durch Pilze, die auf Gräsern und Getreide wachsen, wenn man die Halme kaut. Der Pilz kann durch kleine Wunden ins Zahnfleisch eindringen und auch das Lymphsystem befallen. Dadurch bilden sich brettharte Abszesse und Lymphknotenschwellungen. Durch Fisteln entleert sich der Eiter nach außen; er enthält gelbliche Körnchen aus Pilzgewebe. Wenn die Eiterung nach innen durchbricht, drohen Entzündungen der Augen und Nasennebenhöhlen.

Zu den Fadenpilzen gehört zum Beispiel Trichophyton, der häufigste Erreger von Hautmykosen. Er führt bevorzugt an Händen, Füßen, Unterschenkeln, Achselhöhlen und Leistengegend, oft auch im Haarboden zu geröteten, runden Herden mit knötchenartig erhöhten Rändern, die im Zentrum schuppen. Sie jucken und breiten sich langsam aus, befallene Haare brechen ab. (Trichophyton ist auch für die tiefe Bartflechte verantwortlich.)

Auch die verbreitete Pilzgattung Sporotrichon zählt

zu den Fadenpilzen. Die Sporotrichose beginnt mit eitrigen, kaum schmerzenden Pusteln, die langsam wachsen und in die Muskeln oder Lymphknoten durchbrechen.

Zur Behandlung von Faden- und Strahlenpilzinfektionen sind Antimykotika mit pilztötenden Wirkstoffen nach Verordnung notwendig. Sie werden zum Teil auch innerlich angewendet.

Fußpilz (Tinea pedum): Pilzinfektionen am Fuß werden durch das feuchtwarme Milieu und ungenügendes Abtrocknen nach dem Waschen begünstigt. Sie beginnen meist zwischen der dritten und vierten Zehe, wo es zunächst zur weißlichen Verquellung kommt, greifen später auf die anderen Zehen über und können schließlich die Fußsohle befallen. An den infizierten Gebieten entstehen juckende und brennende Risse und Bläschen. Wenn die Nägel betroffen sind (Tinea unguium), verfärben sie sich weißlichgelb oder schwärzlich und werden brüchig.

Fußpilz kann man vorbeugen, indem man viel barfuß und in offenen Schuhen geht, Schuhe und Strümpfe häufig wechselt, die Füße regelmäßig wäscht und bei übermäßigem Fußschweiß mit Puder behandelt, nach dem Waschen stets gründlich abtrocknet und in öffentlichen Bädern, Sportstätten und Saunen stets die Desinfektionsdusche verwendet. Zur Therapie gibt es zahlreiche, teils rezeptfreie Antimykotika und spezielle Pinselungen gegen Nagelmykosen. Sie werden genau nach Vorschrift ausreichend lang gebraucht. Während der Behandlung wechselt man täglich Schuhe und Strümpfe; die Schuhe werden mit Desinfektionsspray ausgesprüht, die Strümpfe in Desinfektionslösung eingeweicht, wenn man sie nicht auskochen kann. Die Reinigung der Füße erfolgt nur durch Syndets, die dem natürlichen Säureschutz der Haut entsprechen, das fördert die Abwehr der Pilze.

Wenn die Selbstbehandlung nicht bald hilft, sucht man den Therapeuten auf, der stärkere Mittel verordnen kann. Das ist auch wichtig, damit die Infektion nicht in innere Organe verschleppt wird.

Kopfhautflechte (Mikrosporie): Diese Mykose entsteht durch Infektion mit der Pilzart Mikrosporon audonini. Sie tritt meist bei Schulkindern auf und ist sehr ansteckend. In der Pubertät heilt sie aus unbekannten Gründen oft spontan wieder ab.

Symptomatisch sind kreisrunde, räudige Herde im Haarboden, die Haare brechen knapp über der Kopfhaut ab. Manchmal werden Gesicht, Rumpf, Arme und Beine befallen; hier kommt es zu hellroten, juckenden und schuppenden Herden, die scharf umrandet sind.

Die Mykose ist meldepflichtig und muß stets vom Arzt behandelt werden.

Zwergpilzflechte (Erythrasma): Die Erkrankung wird durch Infektion mit der Pilzart Nocardia (Mikrosporon) minutissimum verursacht und betrifft hauptsächlich Männer. Sie ist kaum ansteckend und tritt vorwiegend in den Schweißrinnen der Leistenbeugen und an den Innenseiten der Oberschenkel, seltener am After, in den Achselhöhlen oder zwischen den Zehen und bei Frauen unter den Brüsten auf.

Anfangs macht sich die Flechte mit rötlichbraunen kleinen Flecken bemerkbar. Sie fließen bald zu größeren, scharf begrenzten Herden zusammen, die nur selten jucken. Die Behandlung erfolgt durch

Antimykotika, die fachmännisch verordnet werden. Vorsorglich sollen Leistenbeugen, Achselhöhlen, Afterregion und die Falten unter den Brüsten sorgfältig, aber schonend mit Syndets gewaschen werden, weil die Haut hier durch die stärkere und schwer verdunstende Schweißabsonderung besonders anfällig für Mykosen wird.

Virusinfektionen

Die Pocken, eine der gefürchtetsten Virusinfektionen der Haut mit oft tödlichem Ausgang, müssen hier nicht mehr beschrieben werden, weil sie seit 1979 weltweit praktisch ausgerottet sind. Wachsende Bedeutung gewinnen dagegen die Herpes-Infektionen, die man schon als eine neue Art »Geschlechtskrankheit« bezeichnet.

Gürtelrose (Herpes zoster): Sie entsteht durch Reaktivierung von Windpockenviren, die nach einer Erstinfektion entlang von Nervenbahnen zu einem Nervenknoten aufstiegen und dort jahrelang »schlummern«. Von der Windpockeninfektion muß man überhaupt nichts bemerken. Da die »Erwekkung« der latenten Viren meist nur dann erfolgt, wenn die Abwehr geschwächt ist, soll bei Gürtelrose stets eine Allgemeinuntersuchung veranlaßt werden.

Die Krankheit beginnt mit Müdigkeit, Gliederschmerzen und Fieber. Dann folgen heftige, fast immer einseitige Nervenschmerzen. Im Versorgungsgebiet des betroffenen Nerven treten zwei Tage später Gruppen roter Bläschen auf, die vereitern können. Nach vierzehn Tagen heilt der Ausschlag ab, kann aber störende Narben hinterlassen. Die Nervenschmerzen dauern oft noch Wochen bis Monate an.

Zur äußeren Behandlung verwendet man Puder und Salben, die eintrocknend wirken und Vereiterungen der Bläschen vorbeugen. Sehr gut bewährt haben sich auch Salben mit Enzymen. Ergänzt wird diese Therapie durch Heilerdeauflagen, Kamille- und Echinaceasalben.

Innerlich behandelt man ebenfalls durch Enzyme, hochdosierte Vitamin-B-Gaben gegen die Schmerzen, homöopathische Mittel, bei Bedarf auch starke Schmerztabletten. Streng vegetarische Kost und einleitend einige Rohkost- oder Safttage unterstützen durch Umstimmung die Therapie. Stets muß der Fachmann zugezogen werden.

Herpesbläschen (Herpes simplex): Diese Virusinfektionen nehmen in letzter Zeit vor allem im Bereich der Geschlechtsteile deutlich zu. Verursacht werden sie durch Herpes-simplex-Viren, die man in zwei Stämme unterteilt; Stamm I erzeugt Haut- und Schleimhauterkrankungen, Stamm II Erkrankungen im Genitalbereich. Fieber, Sonnenbäder und hormonelle Veränderungen während der Montatsblutung begünstigen die Infektion.

Die kleinen, juckenden Herpesbläschen mit Rötung der Haut treten herdförmig vor allem um Mund, Lippen, Nase und an den Geschlechtsorganen auf. Sie verkrusten und heilen nach einiger Zeit ab. Wenn die Viren verschleppt werden, drohen als Komplikation manchmal Infektionen des Gehirns und der Augen.

Zur Selbsthilfe bei einfachen Herpes-Infektionen empfehlen sich Enzymsalben, Zinkpaste oder eine neue Salbe mit Melisse als Hauptwirkstoff, die sich gut bewährt hat. Außerdem kann man die Bläschen durch Aufpudern von Heilerde oder Auftragen von Kieselsäure behandeln. Stärker wirkende chemische Mittel (Virostatika) müssen vom Fachmann verordnet werden, der bei hartnäckiger oder häufig wiederkehrender Herpes-Infektion bald aufgesucht werden muß.

Masern (Morbilli): Diese Viruskrankheit ist sehr ansteckend, fast jeder Mensch kommt schon in der Kindheit mit den Erregern in Kontakt. Das kann zur stillen Feiung ohne akute Erkrankung führen, die lebenslange Immunität hinterläßt. Viele Kinder machen die Masern aber durch und sind danach für das ganze Leben immun. Nur wenige Erwachsene erkranken noch an Masern, die bei ihnen oft schwerer als im Kindesalter verlaufen.

Masern beginnen etwa elf Tage nach der Ansteckung mit dem Vorstadium, in dem unklare Symptome wie Fieber, Mattigkeit, Appetitmangel, Husten, Schnupfen und Bindehautentzündungen auftreten. Nach drei bis fünf Tagen bilden sich auf der Wangenschleimhaut weißliche Flecke mit rotem Rand. Das Fieber sinkt kurz und steigt danach auf über 40 °C, gleichzeitig tritt am ganzen Körper der kleinfleckige rote Ausschlag auf. Er verblaßt nach etwa fünf Tagen, die Haut schuppt ab, und das Fieber fällt. Als Komplikationen können Mittelohr-, Lungen-, Hirn-, Augenentzündungen, Keuchhusten und Tuberkulose auftreten, die manchmal tödlich enden.

Die Masern werden stets nach Verordnung innerlich und äußerlich behandelt. Einleitend sind einige

Rohkost- oder Safttage zur Umstimmung angezeigt, später bis zur völligen Heilung vegetarische Kost. Die individuell richtigen homöopathischen Mittel und fertige Arzneimittel aus der Heilpflanze Echinacea steigern die Abwehrkräfte gegen die Infektion. Bis zum Auftreten des Ausschlags kann der Therapeut Salzwasserhemden, danach kalte Abwaschungen verordnen. Bettruhe muß eingehalten werden, bis kein Fieber mehr besteht. Treten Komplikationen auf, kann eine Klinikeinweisung notwendig sein.

Röteln (Rubeola): Die Röteln gelten als meist harmlose Viruskrankheit, die so gut wie nie Komplikationen verursacht. Gefährlich wird die Infektion nur während der Schwangerschaft, wenn die werdende Mutter vorher noch keine Antikörper durch stille Feiung oder akute Krankheit gebildet hat. Als Folge drohen dann bei bis zu 60 Prozent der ungeborenen Kinder Mißbildungen, oder die Frucht stirbt ab. Wegen des hohen Risikos gelten Röteln als Indikation für den Schwangerschaftsabbruch. Verhüten läßt sich die Gefährdung, wenn man Mädchen, die bis zur Pubertät noch keine Antikörper gegen Röteln aufweisen (das ermittelt ein Test), geimpft werden.

Röteln treten vorwiegend bei Kindern zwischen dem dritten und zehnten Lebensjahr auf, kommen aber auch bei Erwachsenen vor (12 bis 15 Prozent der Frauen im gebärfähigen Alter besitzen noch keine Antikörper). Vierzehn bis einundzwanzig Tage nach der Ansteckung beginnt die Krankheit mit leichtem Fieber, allgemeinem Unwohlsein und weicher Anschwellung der Lymphknoten am Hals und hinter den Ohren. Der Ausschlag mit rosa Hautflek-

ken kann so flüchtig sein, daß er übersehen wird. Im allgemeinen verblassen die Flecken und fließen zusammen, so daß die Haut allgemein gerötet erscheint. Meist ist die Erkrankung nach vier Tagen überstanden. Das seelische Befinden wird häufig stärker als das körperliche beeinträchtigt, was sich vor allem durch Weinerlichkeit ausdrückt.
Zur Behandlung genügen täglich mehrere kalte Abwaschungen mit Essigwasser (ein Teil Essig auf zwei Teile Wasser). Die Ernährung soll vegetarisch sein, viel Obst und Säfte enthalten.

Warzen (Verruca): Die gutartigen Hautwucherungen mit starker Verdickung der Hornschicht werden oft durch Virusinfektion verursacht und sind dann ansteckend. Es gibt auch Warzen, die vermutlich bei übermäßiger Talgproduktion oder als Alterserscheinung entstehen. Meist sind sie hart, glatt oder höckrig und treten vorwiegend an Fingern, Zehen, Fußsohlen, Stirn oder im Gesicht auf. Bei Kindern findet man meist Flachwarzen, die in der Pubertät von selbst zu verschwinden pflegen. Erwachsene leiden eher an gewöhnlichen oder Stachelwarzen, die als harte, stachelige Knötchen vor allem an Hand- und Fußflächen bestehen und schmerzen können. Auch Sohlen-(Dorn-)warzen kommen bei Erwachsenen gehäuft vor; sie wuchern an schwieligen Druckstellen der Fußsohlen in die Tiefe und schmerzen oft erheblich. Im höheren Alter beobachtet man vorwiegend graugelbliche oder dunklere, linsengroße Alterswarzen im Gesicht und am Rücken. Eine Sonderform, die Feigwarzen (Kondylome), wuchert korallen- oder blumenkohlartig bevorzugt in der Umgebung der Öffnungen des Harn- und Geschlechts-

apparats sowie am After. Sie werden durch entzündliche Hautreizungen begünstigt.
Die Volksheilkunde kennt verschiedene Hausmittel, angefangen beim »Besprechen« (eine Art der Autosuggestion) bis hin zum morgendlichen Betupfen der Warzen mit Speichel. Das alles kann die Warzen nach einiger Zeit heilen. Man stellt sich zum Beispiel vor »Warze vollkommen gleichgültig – verschwindet vollkommen« oder mehr in Befehlsform »Warze weiche«. Ergänzend kann man morgens Speichel oder mehrmals am Tag den frischen Saft des Löwenzahns auftupfen. Genügt das nicht, stehen verschiedene Arzneimittel mit Salizyl- und Milchsäure zur Verfügung. Notfalls kann der Therapeut hartnäckige Warzen wegätzen, vereisen oder chirurgisch entfernen.

Windpocken (Varizellen): Die verbreitete Kinderkrankheit verläuft meist gutartig, selten tritt als Komplikation eine Nierenentzündung auf. Die Anfälligkeit für andere Kinderkrankheiten wird nach Varizellen aber oft erhöht. Vorsorglich soll der Therapeut den Verlauf der Krankheit überwachen.
Zwischen Ansteckung und Ausbruch der akuten Krankheit liegen vierzehn bis einundzwanzig Tage. Im Vorstadium besteht Mattigkeit und allgemeines Krankheitsgefühl. Dann entwickelt sich hohes Fieber mit Kopfschmerzen und Übelkeit zusammen mit stecknadelkopf- bis linsengroßen Flecken, die vor allem am Rumpf, spärlicher im Gesicht und Haarboden auftreten. Sie füllen sich mit wäßriger Flüssigkeit, umgeben sich mit einem roten Hof und trocknen in wenigen Stunden zu einem dunkelbraunen Schorf ein, der nach etwa zwei Wochen abfällt.

Die Hautsymptome treten in mehreren Wellen auf. Solange sich noch neue Pusteln bilden, muß Bettruhe eingehalten werden. Äußerlich behandelt man durch kalte Abwaschungen mit Mentholspiritus, der Therapeut kann juckreizstillende Salben verordnen. Der Schorf darf nie abgekratzt werden, sonst drohen Zweitinfektionen. Vorsorglich reinigt man die Hände häufiger mit antiseptischen Seifen.
Zur Umstimmung von innen sollen einige Rohkost- oder Safttage eingeschaltet werden, danach bis zur Heilung vegetarische Ernährung. Abwehrsteigernde pflanzliche und homöopathische Medikamente verschreibt der Therapeut bei Bedarf individuell.

Geschwülste der Haut

Gutartige Geschwülste
Solche Geschwülste können von der Haut und ihren Anhangsgebilden, aber auch vom Binde- und Fettgewebe oder den Blutgefäßen ausgehen. Die zuverlässige Abgrenzung gegen bösartige Hauttumore erfordert baldige fachmännische Untersuchung.
Balggeschwulst (Atherom): In den Gängen der kleinen Balgdrüsen der Haarwurzeln, die das Haar einfetten, kann sich Talg stauen. Dann entsteht eine hühnerei- bis faustgroße Geschwulst, die man volkstümlich als Grützbeutel bezeichnet. Sie sitzt bevorzugt am Kopf oder im Nacken. Wenn die Geschwulst platzt, entleert sich der Inhalt zwar nach außen, aber bald füllt sich das Atherom wieder. Es kann auch vereitern, wenn der gestaute Talg bakteriell zersetzt wird.

Die einzige sichere Therapie besteht in einem kleinen chirurgischen Eingriff, bei dem das Atherom mit dem Haarbalg und seinen Drüsen entfernt wird. Zwar sind Atherome nicht gefährlich, aber kosmetisch sehr störend. Deshalb sollte man die Operation nicht auf die lange Bank schieben.

Binde- und Fettgewebsgeschwulst (Fibrom/Lipom): Gutartige Fibrome unter der Haut führen zu Knoten, die erbsengroß werden können. Je nachdem, ob sie mehr aus faser- oder zellreichem Gewebe bestehen, fühlen sie sich weicher oder härter an. Sie können einzeln oder zu mehreren bestehen und kommen nicht nur in der Haut, sondern auch an inneren Organen vor.

Eine Sonderform, das Keloid, entsteht als Wucherung auf Narben, die sich verdicken, breiter und wulstförmig, rötlich oder bräunlich werden. Oft liegen Erbanlagen zugrunde, aber auch ohne diese kann die Wundvernarbung gestört sein.

Fettgeschwülste bilden sich im Fettgewebe der Unterhaut einzeln oder zu mehreren und führen zu sichtbaren Knoten, die sich wie Schaumgummi anfühlen. Sie können sich über den ganzen Körper ausbreiten (Lipomatosis) und schmerzen.

Fibrome und Lipome werden chirurgisch entfernt, wenn sie sichtbar sind und stören. Bei Keloiden schneidet man die Wucherungen aus und vereinigt die Wundränder neu mit Wundkleber; manchmal helfen auch Röntgenbestrahlungen.

Blutschwamm – Feuermal (Hämangiome): Diese Mißbildungen an Hautgefäßen bestehen meist schon bei Neugeborenen und werden vermutlich vererbt. Sie sind immer gutartig, können an sichtbaren Hautzonen aber sehr entstellen. Beim Feuermal sind die feinen Gefäße der Hautoberfläche erweitert. Das führt zu flachen, unterschiedlich ausgedehnten roten Verfärbungen der Haut. Der Blutschwamm entsteht durch Wucherungen der regenwurmartig verknäulten Gefäße und ragt verschieden hoch über die Hautoberfläche.

Beide Mißbildungen können sich im Lauf der Zeit spontan zurückbilden. Andernfalls wird der Therapeut sie verätzen, mit Kohlensäureschnee vereisen oder einige Röntgenbestrahlungen anwenden. Nur wenn das nicht zum Erfolg führt, kann eine Operation notwendig werden.

Horngeschwulst (Keratom): Die gutartige Verdickung der Hornschicht der Oberhaut kann von Geburt an vorhanden sein oder sich erst im Lauf des Lebens entwickeln, oft während der Wechseljahre. Symptomatisch sind viele kleine Hornwärzchen oder größere verhornte Platten, die häufig die Hand- und Fußflächen betreffen. Bei älteren Menschen entwickeln sich besonders an sonnengebräunten Hautpartien oft schwielenartige Verdickungen der Hornhaut (Altersschwiele) oder am Kopf ein mehrere Zentimeter langes Hauthorn; diese beiden Formen können krebsig entarten.

Eine Sonderform der Horngeschwulst, das Kerato-Akanthom, führt zum harten, bis erbsengroßen Knoten meist in Nasennähe, der im Zentrum einsinkt und mit einem Hornpfropf gefüllt ist. Vermutlich entsteht er durch Virusinfektion. Auch unbehandelt verschwindet er innerhalb von etwa zwei Monaten wieder.

Horngeschwülste können durch Medikamente mit

Harnstoff und Salizylsäure aufgelöst werden. Hilft das nicht, wird der Hautarzt sie bei Bedarf abhobeln. Beim Kerato-Akanthom genügt meist eine einzige Gammabestrahlung, um den Knoten sofort zu beseitigen.

Krebskrankheiten

Bösartige Veränderungen der Haut nehmen heute in der Krebsstatistik noch keine herausragende Stellung ein, aber das kann sich nach den Prognosen der Fachleute in den nächsten Jahrzehnten dramatisch ändern. Allmählich wirkt es sich nämlich aus, daß man seit den sechziger Jahren mit Sonnenbädern zur Bräunung der Haut maßlos übertreibt. Deshalb steigen die Hautkrebszahlen seit einiger Zeit stetig an. Inzwischen wird das Risiko wahrscheinlich noch durch den Abbau der Ozonschicht in der Atmosphäre erhöht, weil die gefährliche UV-Strahlung nicht mehr genügend abgeschirmt wird. Mehr Vorsicht und Vernunft bei der Anwendung von UV-Strahlen schützt zwar nicht sicher vor Hautkrebs, vermindert aber deutlich die Gefährdung.

Es gibt verschiedene Hautkrebskrankheiten, die teils relativ gutartig, teils sehr bösartig verlaufen. Diagnose und Therapie bleiben stets dem Fachmann vorbehalten. Neben den Behandlungsmethoden der Schulmedizin, die oft enttäuschen, sollten auch biologische Heilverfahren durchgeführt werden, das verbessert die Heilungsaussichten. Je früher die Therapie beginnt, desto günstiger stehen die Chancen der Heilung.

Da die Frühdiagnose bei Krebs von entscheidender Bedeutung für Erfolg oder Mißerfolg der Behandlung ist, muß sorgfältig auf mögliche *Frühwarnzeichen* geachtet werden. Grundsätzlich sind alle ungewöhnlichen Hautveränderungen, für die es keine andere Erklärung gibt und die auf bewährte Heilverfahren nicht bald ansprechen, als krebsverdächtig anzusehen und müssen sofort untersucht werden. Vor allem bei folgenden Symptomen kann es sich um Krebswarnzeichen handeln:

- Schlecht heilende Geschwüre und Wunden, bei denen die übliche Behandlung versagt.
- Unklare Knoten und Verdickungen in und unter der Haut, die keine Beschwerden verursachen müssen.
- Alle Veränderungen an Muttermalen und Warzen, insbesondere dann, wenn sie sich plötzlich vergrößern, mit einem roten Hof umgeben und dunkler werden; vor allem nach dem vierzigsten Lebensjahr neu entstehende Muttermale sind verdächtig.
- Narbenwucherungen und ähnliche Hautveränderungen, besonders wenn sie leicht bluten.

Alle diese Symptome können auch aus anderen Gründen entstehen. Sicherheit bringt erst die rasche Untersuchung, nach deren Ergebnis sich die Therapie richtet. Als *Präkanzerosen* bezeichnet man Krebsvorstadien, aus denen sich mit unterschiedlich hoher Wahrscheinlichkeit eine Krebskrankheit entwickeln kann. Im weiteren Sinn gehören dazu schon chronische Reizungen, Entzündungen und Geschwüre der Haut oder immer wieder aufgekratzte kleine Wunden. Zu den eigentlichen Präkanzerosen, die mit höherer Wahrscheinlichkeit in Krebs übergehen, gehören vor allem:

- Altersflecken, die häufigsten Krebsvorstadien der Haut, die bei manchen Menschen schon mit vierzig, bei anderen erst mit siebzig Jahren oder noch später auftreten; die bräunlichroten, verhornenden Flecken sitzen vorwiegend an Hautzonen, die dem Licht ausgesetzt sind.

- Hauthorn, eine Sonderform der Altersflecken, das an Ohren, Nase und Stirn auftritt und mehrere Zentimeter lang werden kann.
- Bowensche Krankheit, ein schuppendes Knötchen im Gesicht, am Körper oder in der Genitalregion, das zwischen dem dreißigsten und vierzigsten Lebensjahr auftreten und nach dem fünfzigsten Lebensjahr schnell größer werden kann.
- Pagetsche Krankheit mit ekzemartiger, nässender und schuppender Rötung an der Brustwarze (vor allem bei Frauen), die sich langsam ausdehnt und in Hautkrebs übergeht.

Zum Teil kann man die Präkanzerosen durch regelmäßige Selbstinspektion der Haut feststellen und sofort vom Therapeuten abklären lassen, teils werden sie im Rahmen der Krebsvorsorgeuntersuchungen entdeckt oder nur zufällig festgestellt. Ob man die Hautveränderungen nur häufig kontrollieren oder gleich chirurgisch entfernen muß, um den Übergang in Krebs zu verhüten, entscheidet je nach Einzelfall der Fachmann.

Der *Basalzellenkrebs* (*Basaliom*) gilt als relativ gutartig. Er entsteht wahrscheinlich aus stehengebliebenen Haarfollikelkeimen und tritt hauptsächlich bei alten Menschen auf, vor allem im Augen-Nasen-Winkel, auf Nasenrücken, Stirn, Schläfen, Handrücken oder im Nacken.

Zunächst bildet sich auf der intakten Haut ein glasiges Knötchen, das langsam wächst. Mehrere Knötchen bilden einen Ring, dessen Zentrum geschwürig zerfällt und häufig blutet. Im weiteren Verlauf kommt es zu ausgedehnteren, oberflächlich fressenden Geschwüren oder zu Warzen und Knoten, die geschwürig zerfallen.

Der Krebs kann aber auch in die Tiefe fortschreiten und wird dann bösartiger.
Der *Lichtkrebs* wird nicht nur durch UV-Strahlung, sondern auch durch Wärmestrahlen verursacht. Besonders oft erkranken Gärtner, Landarbeiter, Seeleute, Hochofenarbeiter und Glasbläser daran. Die Krankheit beginnt mit einer zackig begrenzten bräunlichen Verfärbung der Haut an Zonen, die häufig Licht und Wärme ausgesetzt waren. Daraus entwickelt sich dann die krebsige Entartung, die gleichzeitig an vielen Stellen auftreten kann und kaum noch heilbar ist.
Die *Lichtschrumpfhaut* (Xeroderma pigmentosum), eine Sonderform des Lichtkrebses, wird von scheinbar gesunden Eltern vererbt. Schon in den ersten Lebensjahren treten auf der belichteten Haut Entzündungen auf, die in braunrote, sommersprossenartige Flecken mit erweiterten, geschlängelten Gefäßen übergehen. Später verhornen diese zu warzigen Gebilden, die unaufhaltsam wuchern und schließlich auf innere Organe übergreifen. Die meisten Kinder sterben, ehe sie das Schulalter erreichen.
Unabhängig von Erbanlagen können Symptome ähnlich wie bei Lichtschrumpfhaut im Alter durch Arsenvergiftung, Einnahme arsenhaltiger Arzneimittel oder nach Verbrennung mit Röntgenstrahlen auftreten.
Das *Melanom,* der »schwarze Krebs«, wie man diesen sehr bösartigen Hautkrebs auch nennt, entwickelt sich aus den Hautzellen, die den braunen Farbstoff Melanin bilden. Häufig geht er von einem Muttermal aus, das plötzlich größer und dunkler wird, von einem roten Hof umgeben ist und zu Blutungen neigt. Da die Melanomzellen nicht miteinander verbunden sind, breiten sie sich besonders leicht aus, brechen rasch in Lymph-

und Blutgefäße ein und befallen innere Organe; dann sind die Heilungsaussichten sehr ungünstig. Manchmal heilt ein Melanom aus unerklärlichen Gründen allerdings spontan aus.

Begünstigt werden Melanome durch übertriebene Sonnenbäder und UV-Bestrahlungen. Hier besteht also eine Chance zur Vorbeugung. Dunklere und größere Muttermale und alle, die nach dem vierzigsten Lebensjahr neu auftreten, sollten vorsorglich entfernt werden. Bei der geringsten Veränderung an einem Muttermal ist sofort der Therapeut aufzusuchen, damit es bei beginnender Entartung sofort radikal und großflächig ausgeschnitten wird, ehe die Krebszellen in die Blut- und Lymphbahnen vordringen.

Der *Stachelzellkrebs* (Spinaliom) geht von der Stachelzellschicht der Haut aus und ist viel bösartiger als das Basaliom. Bevorzugt tritt er am Gesicht, Hals, Handrücken, in der After- und Genitalgegend auf, insbesondere am Übergang der Haut in die Schleimhaut. Häufig entwickelt er sich aus Altersflecken oder einem Hauthorn, manchmal auch nach Röntgenbestrahlungen. Als berufsbedingte Krankheit kommen Spinaliome durch Kontakt mit Teer und Ruß vornehmlich bei Kaminfegern und Arbeitern vor, die mit Teer umgehen.

Zunächst entsteht an der Hautoberfläche eine Art Warze, die sich rasch in die Umgebung und Tiefe ausdehnt und bald in die Lymphbahnen einbricht. Innerhalb weniger Wochen können sich bis faustgroße Knoten und ausgedehnte, zerfallende Geschwüre entwikkeln.

Anomalien der Pigmentierung

Hautentfärbung

Beim Albinismus fehlt infolge eines angeborenen Defekts der Pigmentbildung der Farbstoff in Haut, Haaren und Augen. Die umschriebene Entfärbung führt zu unterschiedlich großen, pigmentfreien Hautflecken, die meist symmetrisch am Gesicht, Rumpf oder an den Gliedern verteilt sind, und weißen Haarbüscheln auf dem Kopf. Beim totalen Albinismus wirkt die gesamte Haut weißlich bis rosa, die sehr feinen Haare sind weißlich oder gelblich und die Augen rötlich oder bläulich. Außerdem besteht Lichtscheu und Schwachsichtigkeit.

Als Erbkrankheit kann Albinismus nicht geheilt werden. Eine Therapie ist lediglich zur Besserung der Sehstörungen angezeigt.

Fleckförmige Leukodermien treten als Folge anderer Hauterkrankungen auf, insbesondere bei Schuppenflechte, ferner auch bei der Geschlechtskrankheit Syphilis. Die weißlichen Hautflecken können an allen Körperpartien auftreten. Ihre Ränder sind oft stärker als die übrige Haut pigmentiert und heben sich besonders deutlich von ihr ab.

Die Therapie der Leukodermie richtet sich gegen die eigentlichen Ursachen und bleibt stets dem Fachmann vorbehalten.

Leberflecke – Muttermale

Die kleinen, leicht erhabenen und meist bräunlichen Flecken haben nichts mit der Leber zu tun, werden wegen ihrer leberähnlichen Färbung aber oft als Leberflecke bezeichnet. Muttermale nennt man sie, weil sie familiär gehäuft und oft über Generationen hinweg immer wieder an den gleichen Stellen auftreten, was auf Vererbung hindeutet. Sie können bereits bei der Geburt vorhanden sein oder sich in den ersten Lebensjahren entwickeln, seltener entstehen sie erst bei Erwachsenen. Dunklere und erst ab der Lebensmitte auftretende Muttermale neigen häufiger zur krebsigen Entartung (siehe Melanom). Manchmal tragen die Flecken lange Haare und werden dann als »Tierfell-Naevi« bezeichnet.

Leberflecken stellen keine Krankheit dar, eine Behandlung ist deshalb grundsätzlich überflüssig. Insbesondere darf man nie selbst daran »herumdoktern«, das könnte die krebsige Entartung begünstigen. Wenn ein Naevus kosmetisch stört, kann er vom Hautarzt entfernt werden. Größere dunkle und ab dem vierzigsten Lebensjahr neu entstandene Leberflecke werden manchmal vorsorglich ausgeschnitten, damit sie nicht in ein Melanom übergehen.

Sommersprossen

Die Neigung zu Sommersprossen wird vererbt, hauptsächlich treten sie bei rothaarigen Menschen mit heller Haut auf. Es handelt sich dabei um eine harmlose Farbstoffansammlung in der Keimschicht der Oberhaut. Durch UV-Strahlung werden sie deutlicher sichtbar, in der sonnenarmen Jahreszeit verblassen sie, sofern man keine UV-Bestrahlungen durchführt. Mit zunehmendem Alter gehen die Sommersprossen meist deutlich zurück.

Eine Behandlung ist nicht erforderlich, denn Sommersprossen sind nicht krankhaft. Wer sich nicht damit abfinden kann und seelisch darunter leidet, sollte versuchen, sie durch einfache Hausmittel zu bleichen. Dazu eignet sich zum Beispiel Zitronensaft, den man abends unverdünnt aufträgt und eintrocknen läßt. Auch die Heilpflanzen Hauswurz und Sonnentau können helfen. Von der Hauswurz gebraucht man die fleischigen frischen Blätter, zieht die Haut von einer Seite ab und legt sie mit dieser Seite einmal täglich für etwa eine halbe Stunde auf. Sonnentau wird mit einem Teelöffel Droge auf eine Tasse kochendes Wasser als Tee zubereitet und morgens und abends zu Waschungen verwendet.

Bleichmittel mit chemischen Stoffen dürfen nur ausnahmsweise nach Verordnung gebraucht werden.

Ganz entfernen lassen sich die Sommersprossen durch solche Maßnahmen kaum, sie fallen aber nicht mehr so stark auf. Zu achten ist auch noch darauf, daß man UV-Licht nur sehr vorsichtig dosiert und vor Sonnenbädern ein gutes Lichtschutzmittel mit hohem Lichtschutzfaktor verwendet.

Weißfleckenkrankheit

Die Ursachen dieser kreisrunden, meist symmetrisch angeordneten weißen Hautflecken, die an vielen Hautzonen gleichzeitig auftreten können, kennt man noch nicht sicher. Vermutlich spielen hormonelle Störungen eine Rolle, aber auch nervöse Einflüsse kommen in Betracht. Die pigmentfreien Flecken werden meist langsam größer und sind häufig von einem braunen Rand umgeben.

Zur Therapie muß stets der Fachmann aufgesucht werden. Der Erfolg einer Behandlung ist allerdings unsicher, weil die Ursachen nicht geklärt sind und deshalb nicht gezielt angegangen werden können.

Störungen der Schweiß- und Talgproduktion

Kupferrose (Rosacea)
Diese Erkrankung wird oft als Akne rosacea bezeichnet, aber das ist irreführend, denn bei Akne handelt es sich um ein eigenständiges anderes Krankheitsbild. Hauptsächlich betrifft Rosacea Männer ab dem mittleren Lebensalter, bevorzugter Sitz sind Stirn, Wangen, Nase und Kinn.
Anfangs röten sich die betroffenen Hautpartien durch Erweiterung und Schlängelung der Gefäße. Später entstehen harte Knötchen, die leicht jucken und abschuppen. Im fortgeschrittenen Stadium vermehren sich nicht selten die Talgdrüsen der Nase stark, was zur knolligen Verdickung (»Knollennase«) führt. Volkstümlich spricht man von der »Säufernase« und unterstellt den Betroffenen damit Alkoholmißbrauch. Das kann, muß aber nicht zutreffen, denn neben Alkohol verschlimmern auch Kaffee, andere Genußmittel, die den Kreislauf anregen, manche Gewürze und UV-Strahlen die Krankheit.
Man geht heute davon aus, daß Rosacea auf einer anlagebedingten Neigung zur vermehrten Talgproduktion und Störungen der nervösen Gefäßregulation beruht. Hinzu kommen wahrscheinlich oft Magen-, Darm- und Leberstörungen, insbesondere fehlende Magensäure und Veränderungen der Darmflora.
Zur Grundbehandlung wird eine vegetarische Ernährung mit viel Rohkost, ergänzt durch Ballaststoffe und Milchzucker für die Darmflora empfohlen. Bei stark gestörter Darmflora kann der Therapeut geeignete Arzneimittel verordnen, Magensäuremangel wird medikamentös ausgeglichen. Hilfreich ist außerdem oft die Einnahme von Hefetabletten.

Äußerlich wendet man regelmäßig Gesichtsmasken mit Heilerde und Waschungen mit Ackerschachtelhalm an oder trägt Kieselsäure auf. Zusätzlich eignen sich die anderen bei Akne empfohlenen Maßnahmen. Zur Reinigung der Haut dürfen nur Syndets oder medizinische Seifen verwendet werden.
Mit Erlaubnis des Therapeuten wird die Knollennase regelmäßig mit einem Massagegerät behandelt. Wenn die Verdickung der Nase weiter fortgeschritten ist, hilft nur die chirurgische Abschälung.
Ein rosaceaähnliches Krankheitsbild mit stecknadelkopfgroßen, blaßroten Papeln, die eine gelbliche Spitze tragen und auf der geröteten, leicht schuppenden Haut sitzen, beobachtet man meist bei Frauen zwischen fünfundzwanzig und fünfunddreißig Jahren. Die Symptome treten vorwiegend um Mund und Kinn, auf den Wangen, Lidern, der Stirn und in den Nasen-Lippen-Falten auf. Die Ursachen sind noch ungeklärt, man diskutiert unter anderem langdauernde örtliche Cortisonbehandlung, Kosmetika, Vitamin-B_6-Mangel, Zahnpasten, die »Pille«, Pilzinfektionen, Darmträgheit und psychosomatische Einflüsse.
Die Behandlung von innen und außen erfolgt nach fachmännischer Anweisung. Unverträgliche Arzneimittel und Kosmetika sind zu meiden, ursächliche Krankheiten gezielt zu behandeln.

Talgfluß (Seborrhoe)
Zur Seborrhoe kommt es, wenn die Talgdrüsen übermäßig Talg produzieren. Oft wirkt die Haut dadurch fettig-glänzend. Es gibt aber auch die trockene Seborrhoe, bei der die Haut eher zu trocken aussieht und mit fettigen, weißlichgelben Schuppen bedeckt ist. Als

Folge treten vermehrt Unreinheiten, Mitesser, Entzündungen und Eiterungen, manchmal auch das schuppende seborrhoische Ekzem auf. Wenn die Kopfhaut zu fettig ist, erscheinen die Haare trotz häufigem Waschen fettig und verklebt, und meist treten viele Schuppen auf.

Die Ursachen des Talgflusses lassen sich oft nicht genau ermitteln, man muß dann von anlagebedingter Seborrhoe ausgehen. Vermutlich spielen in vielen Fällen auch hormonelle Veränderungen vor allem in der Pubertät und während der Wechseljahre und seelisch-nervöse Faktoren eine Rolle. Während der Pubertät tragen sie zur Akne bei. Außerdem können Stoffwechselstörungen und Hirnkrankheiten (Parkinsonsche Krankheit) zur Seborrhoe führen. Umstritten ist die Bedeutung einer zu fettreichen Kost; ausschließen läßt sich nicht, daß sie ebenfalls am Talgfluß beteiligt ist.

Wenn sich krankhafte Ursachen nachweisen lassen, werden sie gezielt nach fachmännischer Anweisung behandelt. In den vielen Fällen, bei denen keine Erkrankung feststellbar ist, muß sich die Therapie auf die Besserung der Symptome beschränken. Salben und Lotionen mit Schwefel als Hauptwirkstoff helfen oft, weil Schwefel die Talgproduktion allmählich normalisieren kann und der Verstopfung von Poren und Entzündungen vorbeugt.

Zur Reinigung von Haut und Haaren eignen sich die üblichen Seifen und Shampoos nicht, sie könnten sie Seborrhoe noch verschlimmern. Entweder verwendet man Schwefelseife und schwefelhaltige Shampoos oder für Haut und Haare die Syndets. Zu häufig darf man Haut und Haare nicht waschen, sonst provoziert die

übermäßige Entfettung als Gegenreaktion noch mehr Talgabsonderung.
Zur gründlichen Tiefenreinigung mehrmals wöchentlich empfehlen sich die bei der Pflege fettig-unreiner Haut genannten Masken, Auflagen und Dämpfe.
Von innen her können homöopathische Schwefelzubereitungen und andere homöopathische Wirkstoffe den Talgfluß normalisieren. Sie werden individuell vom Fachmann verordnet. Obwohl der Einfluß der Ernährung nicht genau bekannt ist, sollte man vorsorglich eine fettarme, möglichst vegetarische Kost einhalten.
Ganz läßt sich die Seborrhoe auch durch längere Behandlung oft nicht eindämmen. Eine dauerhafte Besserung der Symptome, die seelisch erheblich belasten können, erreicht man aber meist.

Übermäßiges Schwitzen

Die lästige, auch psychisch belastende Überfunktion der Schweißdrüsen kann örtlich begrenzt vor allem an den Hand- und Fußflächen (feuchte Hände, Schweißfüße) und in den Achselhöhlen oder am ganzen Körper auftreten. Durch bakterielle Zersetzung entsteht der unangenehme Schweißgeruch. Außerdem können sich auf der aufgeweichten Haut leicht Pilzinfektionen und Ekzeme entwickeln.
Die Ursachen sind oft nur durch gründliche Untersuchung zu klären. Häufig stehen seelisch-nervöse Einflüsse dahinter, und dann treten gleichzeitig allgemeine Unruhe, Gereiztheit, Schlafstörungen und nervöse Funktionsstörungen innerer Organe auf. Zu denken ist aber auch an Nervenkrankheiten, Überfunktion der Schilddrüse und anderer Hormondrüsen, hormonelle Veränderungen vor allem während der Wechseljahre

oder Herzleiden, die aber noch nicht durch die üblichen Untersuchungen diagnostizierbar sein müssen. Nachtschweiß kann Warnzeichen einer Lungenkrankheit sein.

Wenn keine organischen Ursachen bestehen, darf nervöses Schwitzen selbständig behandelt werden. Innerlich eignet sich dazu besonders der Salbei gut, der als Fertigarzneimittel nach Gebrauchsanweisung verabreicht wird. Bei Bedarf können Baldrian, Hopfen oder Johanniskraut zusätzlich zur allgemeinen Beruhigung eingenommen und Entspannungsübungen zur Harmonisierung des vegetativen Nervensystems durchgeführt werden.

Alle Genußmittel, die das Nervensystem anregen, sind verboten, vor allem Kaffee, Schwarztee und Alkohol. Die tägliche Getränkezufuhr sollte bis 1,5 Liter nicht überschreiten, wenn eine andere Krankheit (zum Beispiel Nierensteine) nicht mehr Flüssigkeit erforderlich macht.

Im allgemeinen dauert es mindestens dreißig Tage, ehe diese Maßnahmen zufriedenstellend und dauerhaft wirken. Teilweise muß auch wesentlich länger behandelt werden.

Bei örtlicher Hyperhidrosis wendet man zusätzlich äußerlich einfache Hausmittel an, die sich gut bewährt haben. Dazu gehören tägliche Bäder mit Eichen- oder Weidenrinde. Die Rinde wird zur Abkochung mit 20 g auf 1 Liter kaltes Wasser angesetzt, das man langsam zum Kochen bringt, fünf Minuten am Sieden hält und dann abkühlen läßt. Darin badet man fünfzehn bis zwanzig Minuten lang die Hand- oder Fußflächen. Anstelle von Bädern kann man auch Puder mit Gerbstoff als Hauptbestandteil verwenden. Bei Schweißfüßen

geht man viel barfuß und in offenen Schuhen und wechselt zur Vorbeugung von Pilzinfektionen täglich Schuhe und Strümpfe.
So lästig das übermäßige Schwitzen auch ist, man darf es grundsätzlich nicht zu stark unterdrücken, sonst könnte auch dadurch eine Krankheit entstehen. Deshalb kommen Medikamente, die das Schwitzen zu stark hemmen, nur ausnahmsweise einmal nach fachmännischer Verordnung vorübergehend in Frage. Das gilt noch mehr für Operationen, bei denen Schweißdrüsen entfernt werden; ein solcher Eingriff läßt sich im allgemeinen kaum rechtfertigen.

Andere Krankheitserscheinungen an der Haut

Geschwüre – offenes Bein
Symptomatisch für ein Geschwür ist der örtlich begrenzte, unterschiedlich tiefe Gewebszerfall. Er führt zu einer offenen Hautschädigung, die nässen und schmerzen kann. Die Ursachen sind vielfältig; zu denken ist vor allem an Verletzungen, Infektionen, Entzündungen, Durchblutungsstörungen, Gefäßverschlüsse, Stoffwechselstörungen, Nervenleiden und Geschwulstkrankheiten.
Eine Sonderform des Geschwürs, das offene Bein, bricht bei Krampfadern am Unterschenkel auf, wenn die Haut nicht mehr ausreichend durchblutet und immer dünner wird. Der Gewebsdefekt erweist sich meist als sehr hartnäckig und kann zu schwerwiegenden Komplikationen führen.
Die Therapie der Geschwüre hängt vom Untersuchungsbefund ab und wird vom Fachmann verordnet.

Dabei ist es vor allem wichtig, die örtliche Durchblutung zu verbessern und die Selbstheilung anzuregen. Das erreicht man durch heiße Auflagen mit Ackerschachtelhalm, Bockshornklee oder Heilerde. Die Heilerde wird mit kaltem Kamillentee angerührt, dann wirkt sie besonders entzündungshemmend. Außerdem empfiehlt die Naturheilkunde seit alters her Auflagen mit Kohlblättern, die das Geschwür reinigen, und Einreibungen der Umgebung des Hautdefekts mit Knoblauch- und Zwiebelsaft. Wer diese Hausmittel zu umständlich findet, kann statt dessen Salben mit pflanzlichen Wirkstoffen anwenden, die durchblutungsfördernd und abwehrsteigernd wirken. Bei Entzündungen sind antibiotische Salben zum Teil unentbehrlich.
Zur Umstimmung soll eine rohkostreiche, streng vegetarische Ernährung gegeben werden. Außerdem kann man die Durchblutung von innen durch Arzneimittel mit Roßkastanie als Hauptbestandteil verbessern, die besonders beim offenen Bein angezeigt sind. Bei hartnäckigen Geschwüren ist oft eine Eigenblutbehandlung oder örtliche Begasung mit Ozon erfolgreich.
Das offene Bein kann für einige Zeit Stützstrümpfe oder -verbände erfordern, damit die erweiterten Krampfadern wieder besser schließen und das Blut sich darin nicht staut. Solche passiven Maßnahmen sind aber auf Dauer wenig sinnvoll, denn die Venenwände erschlaffen dadurch noch mehr. Vielmehr sollte man durch ausreichend Beingymnastik und Bewegung die Muskulatur um die Venen kräftigen, damit das Blut durch die »Venen-Muskel-Pumpe« in Fluß gehalten wird.

Hornhautverdickungen
Die gutartigen Wucherungen der Hornschicht der Oberhaut führen zur Verdickung der Hornhaut, die nicht so groß wie eine Horngeschwulst wird, aber kosmetisch sehr stören kann. Je nach Sitz und Ursachen unterscheidet man folgende Keratosen:

- Keratosis follicularis contagiosa, eine ringförmige Hornhautverdickung vor allem im Gesicht, die bevorzugt bei Kindern auftritt; sie entsteht wahrscheinlich durch Virusinfektion und kann anstekkend sein.
- Keratosis pilaris, bei der die Haarbälge verhornen und den Austritt der Haare verhindern; das führt vor allem an den Oberarmen und Oberschenkeln zu kleinen, rötlich oder bräunlich gefärbten, mit Talg gefüllten Pickeln, die zur Vereiterung neigen.
- Keratosis pilaris rubra atrophicans faciei, die sich von der vorgenannten Form dadurch unterscheidet, daß sie am äußeren Rand der Augenbrauen auftritt.

Zur Lösung der Verhornung eignen sich Tinkturen und Salben mit Salizylsäure, die nach Anweisung gebraucht werden, unterstützt durch UV-Bestrahlungen. Wenn nötig kann die Haut bei hartnäckiger Keratose mit einer harten Bürste, einem Bimsstein oder vom Therapeuten durch ein Spezialgerät abgeschmirgelt werden.

Hühneraugen
Diese übermäßige Verhornung der Haut tritt an den Zehen auf, wenn sie häufig durch zu enges Schuhwerk gedrückt werden. Die Hühneraugen sind also als Schutzreaktion der Haut zu verstehen, und es nützt wenig, wenn man sie nur abträgt. Sie kehren wieder, solange die Ursachen nicht ausgeschaltet werden.

Die verhornte, rundliche Schwiele besteht an einer Zehe oder gleichzeitig an mehreren und reicht mit einem Zapfen in die Tiefe; wenn er auf die Knochenhaut drückt oder das Hühnerauge sich entzündet, entstehen starke Schmerzen.

Zur Vorbeugung von Hühneraugen trägt man stets passende Schuhe, im Sommer möglichst oft offene Sandalen, und geht so oft wie möglich barfuß. Zur Erweichung der Verhornung eignen sich Pinselungen mit Arzneimitteln, die hauptsächlich Salizyl- und Milchsäure enthalten. Dadurch werden die Schmerzen gelindert und Entzündungen vermieden, und nach einiger Zeit läßt sich das Hühnerauge schmerzlos herausheben. Die Volksmedizin empfiehlt auch Auflagen mit Hauswurz oder Sonnentau (wie bei Sommersprossen), aber Salizyl- und Milchsäure wirken erfahrungsgemäß zuverlässiger.

Von innen können Hühneraugen ergänzend durch die homöopathischen Mittel Calcium fluoratum D 6 oder Silicea D 12 behandelt werden.

Wenn tiefer sitzende Hühneraugen durch Selbstbehandlung nicht bald weichen, läßt man sie vom Fachmann herauslösen, vereisen, verätzen, ausnahmsweise auch einmal kurz bestrahlen. Man darf nie versuchen, ein Hühnerauge selbst »herauszuoperieren«, das führt nicht selten zu ernsten Infektionen mit Eiterungen.

Juckreiz

Hautjucken tritt nicht als selbständige Krankheit, sondern als Symptom einer anderen Erkrankung auf, die an der Haut oder an inneren Organen bestehen kann. Zu den häufigsten Ursachen gehören Hautallergene und Ekzeme. Ferner muß an Zuckerkrankheit, Gicht und andere Stoffwechselstörungen, Gelbsucht, Darmträgheit, Nierenleiden und hormonelle Veränderungen während der Schwangerschaft und Wechseljahre gedacht werden.

Das Jucken kann nur lästig sein und durch kurzes Kratzen wieder verschwinden, sich aber auch bis zu regelrechten quälenden »Juckkrisen« steigern, die vor allem nachts in der Wärme des Betts auftreten. Der Drang zum Kratzen läßt sich nur schwer unterdrücken. Nicht selten verletzt man dabei durch die Fingernägel die Haut, und es kann zu Entzündungen und Eiterungen kommen.

Die ursächliche Behandlung des Hautjuckens richtet sich nach dem Befund der Untersuchung und bleibt dem Fachmann vorbehalten. Zur örtlichen Therapie haben sich Abwaschungen mit Pfefferminztee oder Mentholspiritus und Heilerdeauflagen gut bewährt. Auch Abwaschungen mit kaltem Wasser, dem man Essig (ein Teil Essig auf zwei Teile Wasser) zusetzt, helfen oft gut. Bei Bedarf wird der Therapeut gegen heftiges Jucken Antihistaminika oder örtlich wirkende Betäubungsmittel (Lokalanästhetika) verordnen. Cortison kommt nur ausnahmsweise bei sehr starkem Jucken vorübergehend in Frage.

Innerlich unterstützt man die Therapie durch eine reizarme, vegetarische Kost, die nur mäßig ober überhaupt nicht gewürzt wird. Alkohol, Kaffee, Schwarztee und andere durchblutungsfördernde Genußmittel sind strikt verboten, denn sie können den Juckreiz erheblich verstärken. Wichtig ist schließlich noch die ausreichende Zufuhr von Ballaststoffen, damit der Darm regelmäßig entleert wird.

Schwielen

Ähnlich wie Hühneraugen entstehen Schwielen durch übermäßige Beanspruchung, gegen die sich die Haut durch Verdickung der Hornschicht wehrt. Es hilft aber nichts, wenn man die Hornhaut immer wieder entfernt, dadurch nimmt man der Haut nur ihren Schutz. Solange die Überbeanspruchung anhält, kehren die Schwielen immer wieder zurück. Auf Dauer lassen sie sich nur beseitigen, wenn die ständige äußere Reizung ausgeschaltet wird.

Schwielen treten hauptsächlich an den Händen und Füßen auf. Die übermäßige Beanspruchung kann berufsbedingt sein oder durch falsches Schuhwerk entstehen. Die verdickten Hornschichten sehen weißlich aus und können schmerzen, insbesondere wenn Schrunden entstehen. Nicht selten entzündet sich die verhornte Haut, und die Schmerzen verstärken sich dann.

Wenn die Ursachen der Hautreizung beseitigt werden, bilden sich die Schwielen von selbst zurück. Beschleunigen kann man das durch hornlösende Arzneimittel, die als Hauptbestandteile meist Salizyl- und Milchsäure enthalten. Sie beugen auch Entzündungen der schwieligen Haut vor und lindern die Schmerzen. Außerdem gibt es Salben mit Harnstoff und Kochsalz, die ähnlich gut wirken. Das Abhobeln von Schwielen mit einem speziellen Hornhauthobel sollte man dem ausgebildeten Fußpfleger oder Therapeuten überlassen, weil bei unsachgemäßer Durchführung Verletzungen und Entzündungen drohen.

Manchmal entsteht die übermäßige Verhornung ohne äußere Einflüsse anlagebedingt. Dann fällt es schwer, sie dauerhaft zu beseitigen. Die Behandlung sollte mit dem Fachmann besprochen werden.

Unreine Haut

Diese umgangssprachliche Bezeichnung ist zu allgemein, als daß man sie genau definieren könnte. Oft versteht man darunter die Akne. Allgemein spricht man von Hautunreinheiten, wenn die Haut zu fettig ist, zu Mitessern, Entzündungen und kleinen Eiterpickeln neigt und verdickt, ungenügend durchblutet und krank wirkt.

Akne und Talgfluß gehören zu den häufigsten Ursachen der unreinen Haut. Wenn dafür keine Anhaltspunkte bestehen, können die Unreinheiten oft als Versuch der Haut erklärt werden, Schlacken und Giftstoffe aus dem Körper auszuscheiden. Häufig ist das bei chronischer Darmträgheit der Fall. Ferner kann unreine Haut bei Fehlernährung entstehen, durch die zu viele Schlacken im Körper gebildet werden, oder auf mangelnde und falsche Hautpflege hinweisen. Schließlich ist noch an Erkrankungen innerer Organe zu denken, insbesondere Funktionsschwäche der »Entgiftungszentrale« Leber.

Hautunreinheiten sind stets als unklare Warnzeichen aufzufassen, die eine gründliche Untersuchung erfordern. Die Therapie richtet sich nach dem Befund. Wenn keine krankhaften Ursachen festgestellt werden, sind die beim fettigen Hauttyp beschriebenen Pflegemaßnahmen angezeigt, ergänzt durch die bei Akne und Talgfluß beschriebene Behandlung.

Register

Ratgeber

Als Band mit der Bestellnummer 66 176 erschien:

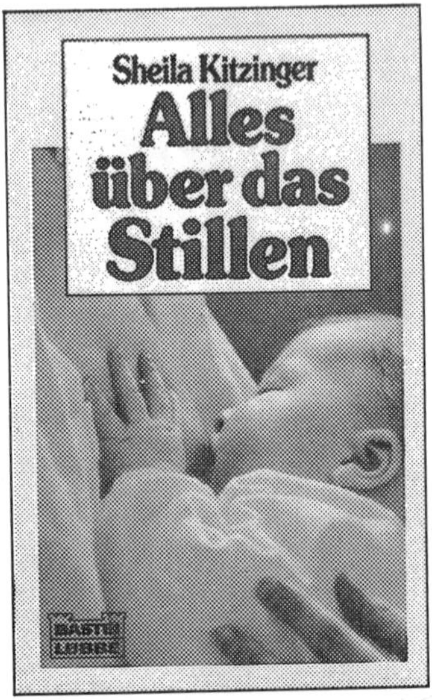

In diesem Standardwerk behandelt die bekannte Autorin nicht nur wichtige Fragen wie Stilltechniken, körperliche Vorgänge beim Stillen und den Einfluß von Ernährung und Umweltgiften auf die Zusammensetzung der Muttermilch; darüber hinaus erörtert sie auch die psychologischen Faktoren.

Eine wichtige Entscheidungshilfe für junge Mütter!

BASTEI LÜBBE